文
景
———
Horizon

U0312693

社科新知　文艺新潮

厕神
厕所的文明史

THE PORCELAIN GOD
A Social History of the Toilet

[美] 朱莉·霍兰——著　许世鹏——译

上海人民出版社

目录

引 言

　　马桶象征着生命之所。查理五世（Charles V），后来欧洲广袤领土上的神圣罗马帝国皇帝，于 1500 年在马桶上开始了人生旅程，其母在如厕时生下了他。猫王埃尔维斯（Elvis）则死于马桶之上，这说明马桶也成了（某些人的）死亡之所。尽管数百年来马桶及其始祖一直满足着人类的需要，但大多数人对其历史知之甚少。谁发明了第一个冲水马桶？不，不是托马斯·克拉普尔（Thomas Crapper）。发明马桶之前人们用什么来处理粪便？为什么马桶被誉为宝座？

　　我希望能在下文中解答上述问题。但在开始之前，我想先澄清一下本书的资料来源，以免个别读者觉得书中某些史实对所提及的许多文化有冒犯之嫌。通过查阅公告、日记和粪石学著作，我收集到大量稀奇古怪的故事。本书的不少素材取自大探险时期和大英帝国时代的西方旅行者，他们寻访新大陆、记录下他们的所见所闻。其叙述的准确性因人而异。其中有一些听起来有些不合情理。然而，不少记录已被证实。本书并非想冒犯任何人，而只是展示便桶的历史及那些令人瞠目结舌的风俗习惯。

现在我们来一窥书中内容。起初人们都在远离家门的地方进行排泄。随着人类在智力和社会化方面不断向前推进，卫生制度也取得了缓慢而细微的进展。某些文明使用的厕所比其他文明先进得多。还有一些文明则表明，在保持卫生方面，人类同动物相差无几。过去，人们处理粪便的基本做法就是将其收集到罐中、扔出窗外。这样处理的后果不难想见，它为我们提供了一种具有洞察力而又相当滑稽的人类发展视角。卫生习惯近年来的演变和马桶的进化都源自国家对各种流行病做出的集体反应。19世纪中叶盛行于欧洲，尤其是英国的霍乱，极大地推动了马桶事业的发展，也使大众接受度大为飙升。

历史学家通常将目光集中在地位显赫的绅士和贵妇们身上。对马桶发展史的回顾可能会抹煞社会等级制度。毕竟，每个人都必须扯下裤子或拉起裙摆大小便。唯一的区别就是所用器具不同。国王亨利八世（King Henry VIII）拥有一个黑天鹅绒表面、镶着2000颗金钉的马桶座圈。"太阳王"路易十四（Louis XIV）认为"去洗手间"而中止一段对话很不合时宜。令来访者惊恐的是，路易会坐在夜壶上接见他们。从发现于公元前3世纪的印度河流域的"马桶"雏形开始，到20世纪日本的高技术马桶，对马桶的研究为我们提供了一种饶有趣味的生活观。

1. 文明的发端

马桶爱好者们认为，文明并非源自文字的发明，而是第一个马桶。废物处理使人们不再到处游走躲避自己的粪便，从而最终定居下来。美索不达米亚和印度河流域古代文明遗址有最原始的粪坑和污水处理系统，这表明我们现在所说的文明世界已经开始了。早在公元前3300年，在哈布巴卡柏（Habuba Kabir），现属塞尔维亚的一个美索不达米亚城市，人们就用管道输送污水。印度河流域的印度居民用污水"冲洗"厕所，然后排入砖砌的粪坑中。埃及人、希腊人，以及砖石建筑大师——罗马人，都制造了他们那个时代精密复杂的卫生系统。

美索不达米亚

一直以来美索不达米亚都被誉为"文明的摇篮"，因为复杂的社会制度最早出现于此。但美索不达米亚也应该被赋予另一个称号："卫生之所"。该地居民是最先着手处理人体排泄物卫生问题的人群之一。

公元前 3 世纪时，美索不达米亚的闪族人统治着位于底格里斯河（Tigris）与幼发拉底河（Euphrates）之间的区域。其统治者，以"国王中的国王"（the King of Kings）著称的萨尔贡一世（Sargon I），以征服外邦为乐。萨尔贡最为卓著的功绩莫过于在自己的宫殿里建造了 6 个厕所，从而树立了清洁的典范。他的厕所在粪坑上提供了坐的地方，这对要求使用者摇摇晃晃地蹲伏其上的土制便壶来说无疑是一大进步。早期的便桶座圈状似一个巨大的马蹄，非常切合人的臀部。尽管书籍早就问世，坐式厕所也得以发明，但直到几个世纪以后，随着报纸的出现，人们的如厕体验才算完整。

印度河流域

印度的文明史同美索不达米亚颇为相像。公元前 3 世纪哈拉帕人（Harappan）在现为巴基斯坦的一个地区安顿下来，建成了一个相当先进的社会。摩亨朱达罗（Mohenjo-Daro）发掘出的一个哈拉帕人村落显示了一个砖砌的类现代城市的雏形，其砖石已坚固到足以用来建造两层建筑物。很多人家与浸入地下的街道排水管相连。如厕、洗澡后，污水排入那些相互连通的管道中。为了阻隔污水散发出的刺鼻气味，哈拉帕人将街道排水沟掩盖起来。考虑到如今世上不少现代城市仍在使用敞开的污水沟，哈拉帕人出众的城市规划的确值得深究。

哈拉帕人在城市中心建造了一个巨大的浴缸，表现出他们对清洁的尊崇。此外，每家每户都装有一个浴台，备淋浴之需。厕所同浴台区的外墙相连，第一个现代浴室已经呼之欲出了。厕所装有一个砖砌或木制的座圈，能够为长时间的思考创造舒适条件。厕所中的粪便经由斜槽流入街道的排水沟中。鉴于某些斜槽没能完全延伸到下水道那儿，其气味想必令人作呕。如果房屋建于道路后面，则斜槽中的水先排入桶或粪坑中，然后进入下水道。

克里特岛

早期克里特岛上的居民们过着一种富庶、奢侈和精致唯美的生活。精致的黄金面具和精美的女性时髦用品表明，这是一个崇尚日常生活的美学和享乐的社会。

伟大的国王米诺斯（Minos）主持修建的克诺索斯宫（Knossos）典型地体现了该岛的奢华氛围。克诺索斯宫是一座巨大的宫殿，其房间多于1400个。绘画、圆柱形楼梯、庭院和一座错综复杂的迷宫为宫殿增色不少，但它还有一个远比精美装饰来得重要的物件：冲水马桶。克诺索斯宫的供水系统由一系列巧妙地连接起来的锥形赤陶管组成。屋顶的一个盘状器皿收集雨水供给管道。由于管道的独特形状，水的流速得以减缓，从而不会溢出管道。管道中的水用于宫殿的浴室和厕所，以一种类似现代冲水马桶的方式冲洗厕所。一个木制的座圈盖在开口处。克诺索斯宫的马桶在当时是一个颇为有趣的装置，它确保了克里特岛人在美学上的完整性，不会因其嗅觉上的难闻而破坏了感官上的整体美。

特洛伊

古城特洛伊，美艳绝伦的海伦的故乡，在海伦同时代的人眼中并非因特洛伊木马闻名，而是以其卫生习惯著称。19 世纪末期统领美国骑兵的约翰·伯尔克上尉（Captain John G. Bourke）在旅居美国土著生活区时充当了一个业余的人类学家。他撰写了一部关于粪便在西方和非西方文化中扮演的历史角色的令人着迷的书。在《世界各国的粪石学习俗》（*Scatologic Rites of All Nations*）一书中，伯尔克上尉对古人的习俗进行了评述，并记录道：公元前 1200 年，特洛伊人在"光天化日"之下大便。

埃及人

埃及人在推进卫生事业的发展方面效力甚微。他们在这方面最大的贡献是位于泰勒阿马尔奈（Tel-el-Amarna）的阿肯那顿城（Akhenaton）。那是一座可追溯到公元前 14 世纪的高官官邸，其厕所建于浴室后墙的凹进处。厕所的座圈由石灰石构成，状似一个锁眼，同早期美索不达米亚人的厕所有些相像。

古希腊历史学家希罗多德（Herodotus，公元前 484—前 425 年），不仅就希腊发生的政治事件，而且对同时代各种文化的生活作风，提供了颇有价值的资料。希罗多德穷其一生，穿越了小亚细亚和埃及等地。旅居埃及期间，希罗多德将埃及人的日常习惯描述为不可思议和令人困惑的。在其《历史》（*Histories*）选段中，他这样回忆自己的埃及之行：

> 埃及人发展了一套自成一家、在几乎所有方面都同别人背道而驰的风俗习惯：他们中女人出没于市场做生意，男性则待在家中从事纺织；……男人将重物置于头顶，女性则担在肩上；妇女站着方便，男人们则蹲下进行排泄；他们在屋子里放松自己，不在街道上进餐，并宣称这么做的理由是那些有失体面却又不得不为之的事情应该私底下做，合乎体统的问题则可以公开解决。

古埃及的法老们相信自己是神灵的嫡系后裔。作为终有一死的人类与天堂之间的桥梁，法老有义务通过安邦治国帮助臣民获得通往来世的入场券。干旱、疾病和自然灾害等都对他们的神性地位及维护其权势的能力构成了挑战。要使他人确信自己的优先地位，法老们必须拥有强大的领导特质，且时常得到命运之垂青。据雷金纳德·雷诺兹（Reginald Reynolds）所言，其中一个法老（具体哪位不得而知）认为身体的自然功能使自己同纯粹的凡人并无二致。为了维护自己的神灵地位，该法老在拂晓之前潜出行宫，趁无人注意时在沙漠中进行排泄。

古埃及人处理人和动物粪便、尸体、牛羊下水及其他垃圾的方法多种多样。大自然提供了清理少量垃圾的一大场所。炙热的沙漠太阳很快就会使置于其光线之下的一切发生分解。很多人将动物尸体、收集起来的垃圾，甚至无人收养的婴孩丢弃到沙漠的边缘地带。还有的人把垃圾全数倒入河中。自然清洁工的存在为人们提供了另一种选择，因为鸟类、狗和猫等往往徘徊在未加铺砌的街道，吞食目光所及的一切。艺术作品对这些清洁工进行过栩栩如生的描绘，但应该对其中一种给予特别的关注——屎壳郎（学名蜣螂——译者注）。

埃及人对屎壳郎怀有敬畏之情。这一时期的陶器、绘画和珠宝上都可以找到它。屎壳郎的形象被认为是一种护身符，能够避邪、给主人带来好运。有趣的是，事实上屎壳郎完成的是一项令人作呕却又十分重要的任务。该虫四处寻觅粪便，见到后围绕它滚动身体，直到粪便摊开很大一块区域。屎壳郎充当了农夫的助手，帮助农夫给土地施肥。罗歇·亨利·格兰特（Roger-Henri Guerrand）在《大地》（Les Lieux）一书中提出，屎壳郎本身的形状就酷似一团粪便。会不会是古埃及人在膜拜粪便呢？屎壳郎和粪便显然帮了埃及人的大忙。

希罗多德在埃及旅途中，曾记录埃及的一位国王阿玛西斯（Amasis）有一个金脚盆，用来洗脚及收集呕吐物和尿液。为了使臣民相信自己的神圣地位，阿玛西斯私下将脚盆变成了一个圣物。当臣民们将其当做神灵来顶礼膜拜时，他便昭示该脚盆为自己所有。基于崇拜脚盆等于崇拜自己的逻辑，阿玛西斯宣称自己是位神明。

希伯来人

古摩押人（Moabites）部落是希伯来人的远亲，但他们同希伯来人迥然不同。摩押人崇拜好几个神，他们开创了某些稀奇古怪的仪式和做法。摩押人礼拜的神灵当中有一位叫做贝尔·菲戈（Bel-Phegor，意为忘情，是《圣经》中规定的人的七宗原罪之一），粪便之神——通常出现于农业社会的一位神。想对贝尔·菲戈进贡的朝拜者会在神坛前面宽衣解带、进行大小便。

摩押人的西提姆城（Shittim——英语中 shit 有大便、粪便之意。——译者注）（一个极为贴切的名字）可能曾发生过一场血腥的屠杀。摩押人的皇帝伊矶伦（Eglon）身体肥硕无比。有一天，伊矶伦正端坐在马桶上与臣民以笏（Ehud）闲谈。突然，以笏跳将起来，用一把匕首刺进了伊矶伦的腹部。匕首完全嵌入其中，无法取出。伊矶伦因伤势过重而一命呜呼。

上帝规定了地面的清洁规则，在《申命记》第 23 章第 12 节中，他对自己的追随者希伯来人作出了指示："你在营外也该定出一个地方作为便所。在你器械之中当预备一把锹，你出营外便溺以后，用以铲土，转身掩盖。因为耶和华你的神常在你营中行走，要救护你，将仇敌交给你，所以你的营理当圣洁，免得他见你那里有污秽，就离开你。"

谨从上帝对整洁环境的要求，很多犹太家庭都备有原始的厕所。人们在耶路撒冷发现了一个来自铁器时代末期的石制马桶座圈，其下连着一个 6 英寸大小的洞口。希伯来人对卫生推崇之至，对厕所也极为关注。（按照雷金纳德·雷诺兹的说法，在以后的历史中，从 16 世纪开始，犹太人把厕所称为"荣誉之屋"。）耶路撒冷城的西南侧有一座门，上面标示着可倾倒垃圾、然后随着塞德龙河漂向远方的区域。它被贴切地命名为"粪门"。慵懒的市民开始把城中其他区域当做公用粪堆，无视于自己在亵渎神明这一事实。粪堆的规模增大到了令人无法忍受的地步。虔诚之士确信，粪堆代表了一个人在地狱中可能遭受的折磨。早期的基督徒误将臭名昭著的粪堆想象成犹太人膜拜撒旦时成堆的牺牲品。

据 19 世纪一位圣地的旅行者所言，犹太法学家们认为厕所是不洁灵魂的栖身之所。使用"荣誉之屋"的时候必须小心不能吸气，因为幽灵可能侵入人体、引发疾病。

古希腊人

希腊人在政治和哲学方面可能是独树一帜的，但城市卫生等世俗事务在他们那里并未占据优先地位。同其他地中海国家的贸易使古希腊人交友广阔。毋庸置疑，他们从异邦文化中吸纳了不少元素，也传达了不少自己的理念。举例说来，希腊时期科洛什人（Koros）的雕像看起来疑似埃及的神灵和法老雕塑。这两个民族的卫生系统也颇为相像。希腊城的上层公民普里耶涅（Priene）使用的厕所类似埃及高级官员所用的。

然而，雅典人对美的推崇使他们有别于同时代的其他民族。对希腊人来说，美随处可见。普卢塔克（Plutarch）曾经断言，如果一个罪人外形俊俏，神便可能宽恕他。美的理念甚至在古希腊的锡巴里斯城（Sybaris）的夜壶中也找到了自己的表达方式。锡巴里斯的公民以骄奢淫逸、懒惰成性以及卖弄炫耀的作风闻名。由于慵懒，锡巴里斯人被认为是夜壶的发明者。离开房屋进行小便显然过于繁琐。锡巴里斯人对装饰华美的尿壶如此迷恋，以至于宴会和旅行时都随身携带着它。

伊特拉斯坎人（Etruscan）

伊特拉斯坎人于公元前 7 世纪在意大利中部扎下根来，他们建立了一个希腊化程度很高的国家。罗马帝国的兴盛使得伊特拉斯坎人相形见绌，他们最终被吸纳到罗马帝国之中。尽管其存在只是昙花一现，伊特拉斯坎人却对罗马的发展做出了卓越的贡献。希腊的哲学和艺术通过伊特拉斯坎人成为罗马文明的根基。至于卫生方面，伊特拉斯坎人给罗马人留下了那个时期最为宏伟的下水道：马克西姆下水道（the Cloaca Maxima）。

基督诞生前 6 个世纪，伊特拉斯坎人挖掘了排入台伯河（the Tiber River）的污水沟。塔尔圭尼斯·斯佩比斯（Tarquinius Sperbus，公元前 534—前 510 年），短命的伊特鲁里亚王国极盛时期的统治者，建造了古代规模最大的下水道。马克西姆下水道宽度超过 16 英尺，而后又为罗马人扩建。罗马学者普林尼（Pliny，公元 23—79 年）将其誉为罗马"最引人瞩目的成就"。下水道的 7 个分支流经城市街道，最终汇入主道马克西姆下水道。暴风雨来临时，下水道被流水的巨大冲力清洗干净。直至建成 2500 年后，该下水道在现代罗马仍在投入使用。

罗马人

罗马的下水道在城市中纵横交错，在注入台伯河之前它们都流进了宏大的马克西姆下水道。罪犯被迫去清洗污水道。但并非所有公民都能享用卫生系统之便。只有少数特权家庭能申请许可证、同城市下水道建立连接。罗马官员出售的许可证价格不菲，因而只为富庶人家所有。

从公众与下水道的有限联系来看，罗马赋予下水道的价值显而易见。著名的政治家阿格里帕（Agrippa，公元前 63—前 12 年）最为形象地表达了罗马人对卫生系统的痴迷。据记载，流入罗马广场和阿文丁山（Aventine）邻近地区的马克西姆下水道大到足以容纳一辆装满干草的四轮马车。公元前 33 年清洁下水道时，阿格里帕决定考察一下它的界线。作为罗马的营造官（古罗马维持城市治安、监督公共工程和粮食供应以及提供公共娱乐的官吏——译者注），他乘坐一叶扁舟游历了浩大污水道的全程，以监督清洁工作。

下水道的存在以一种更为直接的方式对大众的生活产生了影响。生老病死都在下水道系统宽广的荫庇下发生，它成了罗马妇女常去遗弃多余婴儿的地方。得以幸存的孩子都为不育女子所收养。这些妇女将婴儿带回家中，作为自己的孩子呈献给她们的丈夫。

死亡与下水道的主题曲也在罗马监狱中演奏着。马梅尔蒂尼地下监狱（Mamertine Prison）有通往马克西姆下水道的捷径。罪犯们遭到酷刑、被处决后，就顺手被扔进下水道。

公元前52年，高卢人的领袖维钦托列（Vercingetorix）兵败后被尤利乌斯·恺撒（Julius Caesar）带回了罗马。尤利乌斯·恺撒6年后向维钦托列展示了自己的凯旋仪式。高卢人遭到处决，且很可能就是被扔到了臭水沟中。

圣彼得（St. Peter）在被困马梅尔蒂尼监狱期间创造了一个奇迹。在无水对其狱友进行洗礼的情况下，据说他使牢房下水道中冒出了一股泉水。

罗马下水道本身还不足以治理人类粪便的堆积。夜壶、粪坑和公共厕所也为相对整洁的城市尽力不少。公路和街道两侧都放有被称做加斯塔（gastra）的瓶子，供路人小便之用。

苏埃托尼乌斯（Suetonius）和其他罗马文人对皇帝们稀奇古怪的生活做了编年史性质的记录。尼禄（Nero）的疯狂错乱、卡利古拉（Caligula）的骄奢淫逸，以及提比略（Tiberius）的惨无人道都有详细记载。然而康茂德（Commodus，公元161—192年）的古怪行为则鲜为人知。据说，康茂德设计了一件以其名字命名的家具。以他对体液的热衷，制作一个柜子来存放器具也就不足为奇了。在《粪石学习俗》中，约翰·伯尔克记录道，康茂德据说是以人的粪便为食。

另一位不知名的罗马皇帝则被归入那些死于厕中的名人之列。埃略加伯卢斯（Heliogabalus），也被称做埃拉加伯卢斯（Elagabalus），于公元204—222年间统治罗马。他在如厕之时驾崩了，尸首被扔进厕所下方的粪坑中。

担负不起费用而无法同下水道建立连接的罗马家庭则依赖公厕。不论简易粗糙，还是奢华舒适，公厕都同罗马的浴室一样成为了一种生活方式。罗马人善于交际，付一点钱，人们便可以在公厕中聚集起来，从事自然行为、同邻里四舍闲话家常。在盥洗室里，筹划聚会，议论政治，接洽生意。到公元315年为止，罗马城的公厕据说已经超过140个。

发现于罗马城外侧的奥斯蒂亚（Ostia）的古代公厕遗址显然没有反映出这座曾一度被大肆装饰的建筑的风采。这座公厕建于2000年前，其座圈都由大理石制成，上面刻有精致的海豚图案，将各个座圈区分开来，并在一定程度上保护主顾们的隐私。地板上装饰着马赛克，描绘着罗马人的生活场景。墙壁上画有众神像，以避免闲人乱画，因为毁损神像在罗马法中被视为重罪。

卫生设备却不像公厕外观那么雅致。座圈前方的沟中含有流动水和逆流出来的粪便。置于公厕前方的桶内装着小棍，棍子末端连着海绵。顾客们用海绵擦拭自己，而后放回原处给下一个人使用。许多公厕中座圈内的水流入下方的沟里，前方的渠道仅用来浸湿海绵。

夜壶，或者简易的土罐，成了普通人首选的卫生设备。使用之后，罐子被倒入公用粪坑中或者直接从窗户扔到街上。夜里，城里雇用的工人会来清洗粪坑，用四轮车子运走。

自命不凡的罗马人购置由黄金或其他贵金属和奇珍异宝制成器皿来纵容自己的屁股。亚历山大的圣克雷芒（St. Clement of Alexandria）强烈谴责1世纪期间富人们的暴饮暴食。他呼吁人们特别注意那些拥有豪华夜壶的人群。

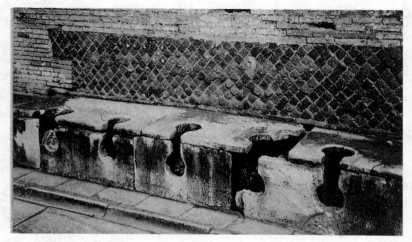

意大利奥斯蒂亚公共厕所遗迹（朱莉·霍兰）

　　西塞罗（Cicero）对夜壶业持有独特的见解。他对那些宣称能通过气味鉴别便壶产自科林斯（Corinth）哪一家工场的行家们的品位提出了质疑。

　　罗马人将尿罐中的尿倒出窗外的做法持续了好几百年。很多人深受蓄意或无心的"天降暴雨"之害。受害者可向法院提出诉讼，要求赔偿。收取的损害赔偿金包括：医疗费用，以及当前和今后因缺工而失掉的薪水。由于被告并不总是能够被明确指认，罚款通常在所有住在倾倒污物区域的居民中收取。

　　同时代的作品也描写了从寓所窗户扔出的夜壶所导致的混乱状态。尤维纳利斯（Juvenal）所作的第三首讽刺诗将这种屡发的事故描述为"从不知名的高处猛然落下的暴雨"。约翰·德莱顿（John Dryden，公元 1671—1700 年）将其诠释为如下诗篇：

> 除非你已预先找好自己的位置，
> 否则再想寻欢作乐就为时已晚。
> 命运很多时候都是凑巧，
> 因为街上有醒着的窗户：
> 祈求万能的主，并料想不太可能
> 摊上便壶的份儿。

《粪石学习俗》

罗马人注重实际。多愁善感和礼仪举止并未妨碍他们最大限度地利用物质。尤维纳利斯对那些试图从小便之需中营利、精于钻营的罗马人极为愤慨，漂洗工就是这样的人，他们染洗和缝补寻常百姓的衣服，类似于现代的裁缝和干洗工。人类的尿液被证明能有效地去除油脂，也可充当一种廉价的染料。人尿由 98% 的水及 2% 的脲、钙、磷酸盐、钠和铵等构成。铵可以分解为氨，一种有机物。为了确保尿液的稳定供应，清洁工们将罐子置于其店铺外面，免费供给普通大众使用。

雄心勃勃的皇帝韦斯巴芗（Vespasian，公元 9—79 年）一直绞尽脑汁想增加税收。他对服务员等都征收税费。当得知元老院投票决定为其建造一座雕塑时，韦斯巴芗回答说如果能得到筹建雕塑的那笔钱自己就心满意足了。罗马历史学家苏埃托尼尔斯记述了他为聚敛钱财运用的极端手段。他写道："提图斯（Titus，韦斯巴芗之子）曾经抱怨父亲对该城的尿壶收税。韦斯巴芗递给他一枚硬币，那是第一天收益的一部分，'它闻起来臭吗？'他问道。当提图斯回答'不'时，他继续道：'可是它来自尿壶。'"另一个版本的韦斯巴芗的回答是："所以说只要得到了现钱，我们就能忍受恶臭。"鉴于人们平均每天撒尿两到三次，从尿液中课到的税款足以用来供养一支小型军队。

那些过于贫寒或喝得烂醉而找不到夜壶的罗马人，通常把小屋或寓所中的楼梯转角处当做厕所。他们趁四周无人时便在角落里方便。这种做法不受其他房客欢迎也在情理之中。"我找不到夜壶来尿！"这一说法便来源于此。

罗马人还以宴会闻名。罗马宴会因其巨量的食物和冗长的时间而恶名远扬。晚餐可能持续 2 到 16 个小时。那些正经八百的食客能随时到屋里或用便壶来"呕吐"出自己肠胃中的东西，为更多的食物腾出空间。如此长久地进食加快了肠胃的蠕动。如果哪个慵懒的罗马人需要便壶，只需弹个响指，近前的奴隶便会上前呈上一只。

古罗马人相信诸神统治着自然界的各种力量。每一位神掌管着尘世的一个领域，并具有一种人格。得墨忒尔（Demeter）是掌控尘世的女神；哈得斯（Hades）是阴间之神；维纳斯（Venus）则是爱神。大多数神话故事都对人类粪便之神只字未提。克罗阿西娜（Cloacina）是掌管公共下水道的女神。下水道干涸或泛滥之时便有人去膜拜她。早期的罗马统治者提图斯·塔西图斯（Titus Tacius）确信克罗阿西娜拥有神力。他在一座恰到好处的庙宇——自己的厕所中——为她建造了一座雕像。不少人相信她分享了爱神的光芒。人们在一个下水道中发现了一座叫做维纳斯·克罗阿西娜的维纳斯雕塑。

斯特库蒂乌斯（Stercutius）是粪神或臭神。农夫们给土地施肥之时他的重要性便凸显出来。约翰·哈林顿（John Harington）勋爵，伊丽莎白女王的教子和第一个带有可动部件的马桶的发明者，相信斯特库蒂乌斯实为萨图尔（Saturn）乔装而成。萨图尔是农神，这或许可以解释他同斯特库蒂乌斯的亲密关系。克雷皮特斯（Crepitus），通便神，也有人说他是肠胃胀气之神。人们腹泻或便秘时，他便颇受青睐。

确信众神在欲望和恶习方面同人类并无二致意味着神也要大小便。雨水被看做是神灵的粪便。

尽管自然环境一贯污秽，罗马人对礼仪举止却相当重视。"禁止大小便"的命令张贴于庙宇四周，以免人们因在附近大小便而亵渎了神明。在雕塑上小便也被严令禁止，因为人们认为罗马主神朱庇特（Jupiter）的愤怒会转移到行为不检的人身上。

同样，罗马人都尽量避免开罪于他们的皇帝。有个腹痛不已的人在皇帝克劳狄乌斯（Claudius）跟前忍住没有放屁。按照医师的说法，此人绝佳的礼仪加速了他的死亡。获悉其死因后，体贴周到的皇帝立即颁布了一道诏书，宣布任何腹痛的人在他跟前放屁都将被免究其责。

在罗马全盛时期，罗马帝国扩展到了现代的不列颠这么远的地方。四处游走的罗马人在新殖民地兴建城市。不列颠遗址同发现于庞培（Pompei）的遗迹在设计上如出一辙。房屋都建于庭院周围，厨房和厕所等位于房屋的四角。殖民地的军事据点由一座堡垒墙保护着，以威吓当地的野蛮人。罗马人都是注重实效的工程师，公厕星罗棋布于墙顶。一座位于诺森伯兰（Northumberland）的罗马墙上的公厕可以同时供 20 人使用。甚至公元 120 年为防范苏格兰人而建的阿德里亚（Hadrian）墙，全程上也都设有公厕。

罗马军队远征的节节胜利一直都是现代军事专家们研究的对象。但史书大多忽略了部署战役的地方。罗马将军都以端坐马桶之上起草战斗计划而"臭名"远扬。后来，17 世纪的法国宫廷承袭了该习俗，此后这种在马桶上办公的行为就被冠以"法国礼仪"之称。

文明始于人们密切关注粪便的处理和"马桶"的发展之时。在此前伊特拉斯坎人的管道知识的基础之上，罗马人在其帝国达到极盛的同时也将马桶事业推向了高潮。正如雷金纳德·雷诺兹在《清洁与信仰》（*Cleanliness and Godliness*）中所指出的那样，不讲卫生、对粪神和下水道女神的鄙夷加速了罗马帝国的衰亡。受到傲慢对待的粪神们迁怒于罗马社会，于是，罗马帝国坍塌了。具有讽刺意味的是，对帝国的最后一击来自北部未开化的日耳曼部落，后者虽不如罗马人世故老成，却把粪便视做一种重要的农用原料和极好的建筑材料。

野蛮部族

罗马人将其边界扩展到野蛮人之中时，他们遇到了一些生活习惯与自己迥然不同的人群。"未开化"地区的卫生系统想必很令彬彬有礼的罗马人瞠目结舌。

日耳曼人

3 世纪时，不列颠岛的凯尔特人在自己居住的洞穴周围挖坑来存放垃圾、动物的尸体和人的粪便。这样的坑在一处地方可找到 360 个之多。日耳曼部族则更具匠心。他们掘坑用以贮藏财物，其顶部堆放粪肥和垃圾。粪肥打消了入侵者搜寻财物的念头。有些粪坑甚至用石灰石堆砌而成。

（北欧）海盗

海盗成了罗马人侵略英格兰时的竞争对手。经历了多年"打一枪换一个地方"的生活之后，海盗们在不列颠岛上安定下来。7 世纪时，伦敦北部的约克郡的海盗便已不计其数。近年来该住区挖掘出来的文物详尽地向我们展示了海盗的生活方式。

海盗以谷物、鱼类和干果为食。对其粪便进行的取样表明他们生活颇为艰辛。海盗们饱受鞭虫、蛔虫和寄生虫之害。这种情况在整个住区中随处可见，不论是室内还是户外，可见随地大便在当时是得到认可的。离水源较近的粪坑使人们不断受疾病困扰。已发现的最为先进的设备是一个类似下水道的东西，通过它将废弃物带到约克郡的弗洛斯河（the Floss River）中。但它究竟是下水道，还仅仅是一条沟，则尚不明确。

英格兰约克郡的约维克海盗中心通过栩栩如生的蜡人表现了海盗们的生活。管理员认为一幅描绘一位在马桶上大便、握一片用来擦拭的苔藓的海盗的图片（见插图）也许会使观看者大为反感。因此他们在厕所周围安插三根树枝来掩饰那一令人不快的画面。

很少有人研究古代粪便。约克大学的古粪石学家安德鲁·琼斯（Andrew Jones）却在追根溯源方面取得了突出的成绩。他在约克郡挖掘出了一堆一位海盗留下的已有千年历史的粪便。因其位于劳埃

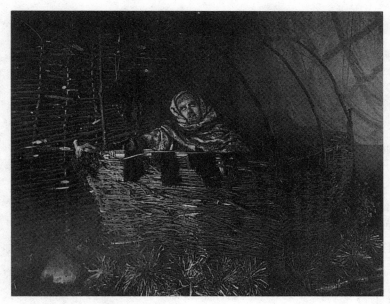

一海盗坐在马桶上，英格兰约维克海盗中心。

德银行（Lloyds Bank）地下，这块粪便被亲切地称为"劳埃德银行粪块儿"，并被投了 3.4 万美金的保险金。

荒凉贫瘠的古爱尔兰岛也不能保护其居民免受气候之灾、外来掳掠者之害。1 世纪时，爱尔兰人建造了环形的堡垒防御来犯的海盗，以及改善公共环境。环形堡垒由隔成几个小屋的圆形土墙构成。人们已经发掘了用树枝和芦苇秆做成的公厕。排列成行的粪坑避免或至少延缓了粪便的渗漏，也减少了对地下水的污染。某种木结构覆盖于粪坑上方。它大概可以起保护并提供些许舒适的作用。

2. 中世纪：兰斯洛特爵士的便桶

关于亚瑟王、兰斯洛特爵士（Sir Lancelot）和罗宾汉等的传说向我们展示了一个纯真无邪和充满骑士精神的罗曼蒂克时代。骑士们为获得携带某位女士的象征物作为装饰品这一殊荣而争得头破血流。贵族偕同淑女们漫步于庄严肃穆的城堡的围墙下，其身影投射在斑驳的小径上。中世纪似乎是西方文明中颇为罗曼蒂克的黄金时代。

更为准确地体现公元 500 年至公元 1500 年的中世纪特点的，则应当是依城墙而建、收容长水痘的镇民的小木屋。泥泞的街道成了动物尸体、死水、垃圾和人类粪便的堆积场所。由于贵族们都争相获得各个地区的控制权，战事也极为频繁。

然而，同疾病所招致的祸害相比，征战所带来的混乱不过是九牛一毛。1348 年到 1350 年间暴发了一系列流行病。被称为黑死病（Black Death）的瘟疫便是由泛滥于街道中的污秽物、极差的个人卫生状况和中世纪城市拥挤不堪的环境所致。短短几年之内，整个欧洲有 1/3 的人口死亡。死亡和疾病发出令人作呕的味道，这使许多人将花瓣装在自己的口袋中企望能驱除恶臭。孩子们创作了打趣的歌曲来描述这种肮脏无比的环境："周遭全是玫瑰，一袋袋花朵，骨灰，骨灰，我们都垮了。"体现了疾病的步步蔓延。患者通常是突然发烧，两颊涨红。人们将花朵放在病人身上来抵制恶臭。最后，病人变成灰白色，跟着便断了气。

要理解中世纪，就得考证一下城堡、修道院及城镇家庭的卫生设备等的状况。只有通过研究废弃物的处理，才能解答疾病何以几乎灭绝了整个大陆这一疑问。

生活环境

这一时期的著作家们留下了很多关于欧洲大城市生活环境的记录。他们描述了一幅幅令人难以置信、邋遢肮脏和恶臭难挡的景象。举例来说，在德国的纽伦堡（Nuremberg）城里，敞开的下水道穿越各家各户，汇入河流。当河流不再能够容纳如此多垃圾的时候，人们就用推车把废弃物运到城外。低潮时的景象更是惨不忍睹，因为水的短缺使污物无法漂走。

中世纪日常生活中的臭气有时令人难以忍受。香水和花瓣在某种程度上缓和了些气味。其他减少臭味的方法包括焚烧备受僧侣们青睐的乳香，及携带花卉饰品。据悉，亨利八世（Henry VIII）如厕时戴着一个由塞满百花香的橙皮制成的花卉饰品。

中世纪的巴黎是那个时代的一个典型。一道宏伟的城墙阻挡着外部侵袭者。巴黎城中堆积起来的粪便被倾倒到城墙外侧，减少了城内的些许污秽。不幸的是，随着巴黎的繁荣昌盛，其粪堆也日渐庞大。

最后，粪堆的规模扩大到了如此地步，以至于人们出于安全的考虑而不得不将围墙筑高，以防敌军可能从粪堆顶部攻击巴黎城。

"飞速过桥"（Shooting the Bridge）在当时是指涨潮时乘船穿越伦敦桥下。对河流判断错误可能会使船只猛烈地撞击桥墩。伦敦桥沿岸建造的供 138 户人家使用的公厕使过河之途愈发艰险。桥上厕所里的垃圾被直接倒入泰晤士河，与其他市民从上游倾倒的污物混为一体。途经桥下小路或乘船路过的人们成了某些人饭后排泄物的公开靶心。桥是"建给聪明人在其上行，而蠢人往下走"的俗语便由此而来。

伦敦桥上公厕的一个便利之处就在于它的前后都有入口。躲避债主的人可利用茅房之便逃之夭夭。

肮脏的地牢

由于隐私这一概念在这个年代还处于蒙昧阶段，城堡中的房间也很少分隔开来。庄园主及其家眷住在各自的小屋里，剩余的房屋设有一间宽敞的共用房。但城堡中的生活氛围要比现在看上去温馨得多。四面墙壁上都挂着花毯，地上铺有地毯，家具寥寥无几，但都牢固结实，被称为"私室"的休息室均匀分布在各处。

私室实为建于城墙凹进处的小座子，位于主塔内或宴会大厅附近。它们只有 3 英尺宽，紧挨着一面向右转角的墙。伦敦塔的厕所就盖在亨利八世用餐的宴会厅隔壁。不过，肥硕的亨利能否挤进狭小的私室就值得怀疑了。

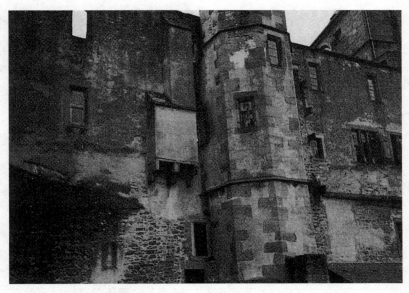

瑞士某不知名城堡上的私室（卡恩·王［Karn Wong］）

　　"私室"这一字眼有衣橱之意，因为它看起来颇像化妆室。尽管通常被用来指代城堡里的厕所，私室这一小屋在中世纪时拥有的名号可谓五花八门。16世纪时，它以"神父之洞"（priests' hole）而闻名，因为英国人用它来藏匿罗马天主教神父，使其免受迫害。不过，大多数称谓都是用以掩饰其实际用途的委婉说法，这些称谓主要有："舒适之所""祈祷室"以及"小教堂"等。此外，私室被公认为一个独自品读好书的理想场所后，"厕所"这一字眼也跟着流行了起来。"厕所"的名称起源于拉丁语中的"隐私"一词。

　　私室通常建在火堆或厨房的暖气管旁，它吸收下面厨房里炉火的热量，以温暖其冰冷的石制座圈。其中的废弃物落到下方几百英尺处的护城河里，这就避免了所谓的"来自后方的泼溅"的问题。不幸的是，在接收城堡废弃物多年之后，护城河中散发的气味使城堡生活变得不再令人心旷神怡了。

作为英格兰的统治者，国王亨利八世对便池问题颇为忧虑——无疑，是他本人的便池了。1313年，亨利不堪忍受自己私室外侧墙壁上丑陋的褐色污点，他命令伦敦塔的总管建造一个中空的圆柱或暖气管，来掩盖这些污秽。与此同时，国王还命人在自己的其他住所中修建了几个厕所。他甚至要求在威斯敏斯特宫殿建造地下排水系统，用来排放污水。

位于比利时根特郡（Ghent）的"伯爵城堡"（也被称为格雷文斯汀，Gravensteen）是城堡私室的一个代表。生活区有一个只能容纳一人的私室。堡垒墙上的私室则留给那些较无特权的居民使用。鉴于隐私只是特权阶层的奢侈，围墙上的厕所只可同时容纳两人。以上两处便利场所的物质都流入紧挨城墙的河中。在天气寒冷的冬天使用城墙上的厕所想必是种可怕的经历，不少人臀部都冻僵在石座圈上。

中世纪的城堡并不像它看起来的那样坚不可摧。它们的私室构造稍有相通之处。一旦被围攻，敌方可爬上城墙，通过私室中的洞穴进入城堡，这对于任何士兵来说都是一次惨痛的经历。除此之外，精明的射击手亦可利用通道，在箭攻中大显身手。

侵袭城堡的另一条途径就是蹚过周边的护城河。事实证明，把护城河当做粪坑加强了城堡的防御力量。鲜有敌军能游过满是粪便的护城河，到达城堡。使城中居民大为宽慰的是，护城河能够偶尔得以清理，粪堆也被运走。

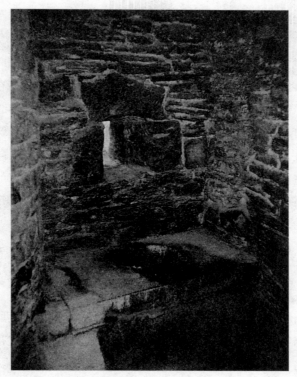

比利时根特郡的"伯爵城堡"（朱莉·霍兰）

　　很多城堡都有与邻近的河流相连的地下通道。这些通道将众多城堡连接起来。地下通道原本是用来排泄废水的下水道或地道，但必要时它往往成为秘密会议或逃亡之道。例如，英格兰的罗切斯特城（Rochester）拥有一个地下污水道，经由地牢流向附近的河流。一旦机会来临，很多囚犯便以这种方式逃离监狱。

僧侣们的轻闲生活

中世纪僧侣们的生活环境大大优于多数城镇居民，有时甚至比贵族和贵妇们的还要好。修道院远离尘世的天性和僧侣们在大小便方面的严明纪律，使他们不少人逃过了这场黑死病瘟疫的浩劫。

尽管僧侣们除了生病之外，并不提倡经常洗澡（洗澡，尤其是用热水洗澡，被认为会刺激人的身体），但他们对效能较高的公厕和洗礼室情有独钟。修道院建于溪流旁边，由此他们制造的垃圾可顺流而下。公厕安置在寝室后方，通常有一座桥通往厕所。12世纪建造的坎特伯雷基督教教堂（Canterbury Christ Church）建有地下管道、蓄水池、浴室和厕所。应教堂之需，在厕所的各个座圈之间镶嵌了一道墙来隔开它们，因为裸体会刺激欲望，以及对灵魂的诱惑。

英格兰的廷特恩教堂（Tintern Abbey）将其"必需之所"建在紧挨着塞汶河（Severn River）的地方。建于该地的好处就是涨潮时河水会将厕所冲洗干净。但在泛滥时期，整座建筑都可能被冲走，而且废水可能回流或在厕所中爆开。

§

中世纪时代，天堂与尘世的力量都掌握在教堂首领手中。通过传达那些往往对自己有利的上帝之语，红衣主教和主教们控制着信徒的生活。基督徒很乐意接受教堂的惩罚，以获取上帝的恩典。偶尔，领袖们也会担心起自己的灵魂，并请他人为之祈祷。

韦尔斯（Wells）的主教利用自己在本地镇民中的影响力来拯救自己的灵魂。他仁慈地应允那个镇将流经修道院的一部分河流改道，以供市民倾倒排泄物之用。作为对主教宽厚德行的回报，镇民们必须每年为他的健康祈祷一次。

§

多数时候僧侣们保护着各自的隐私。他们不愿外部世界干扰自己的日常起居。英格兰克吕尼修道院（Cluny monastery）的圣休（Saint Hugh）则纯属例外。11世纪时，圣休在修道院外增建了一座房屋，用来接待声名显赫的来访者和游人。该处房屋的床铺可安置40位男士和30位女士。有趣的是，每一处都单独设有一间厕所。为避免污染到所有的僧侣，只由一名僧侣全权负责涉外事务，他要料理好旅馆，并清理厕所。

§

中世纪的修道院是知识的堡垒，这与其说是出自别的原因，不如说是源于修道院的排外主义。只有神父和贵族有权学习拉丁语和历史悠久的著作。僧侣与世隔绝的生活使他们因神秘玄妙和有权有势而享誉一时。修道院内的生活却一点也不罗曼蒂克。

通过研究厕所和垃圾堆，考古学家发现了大量记载中世纪僧侣们生活方式的材料。修道院的粪坑中出土了僧侣们用来擦拭屁股的、撕裂的粗布毛料碎片。同时还发现了鼠李籽，一种治疗便秘的常用药。终日跪坐祈祷和钻研古籍大大损伤了僧侣们的肠胃。

§

神学家马丁·路德代表了上帝子民的那颗富于思想而又极度苦恼的心灵。路德有名的"九十条"（Ninety Theses）谴责了罗马天主教，认为后者并未以一种晴天霹雳般的方式进驻他的灵魂。事实上，路德对教堂所起作用的诸多思考来得既缓慢，又曲折。由于经常受到便秘的困扰，路德有充足的时间细数教会的黑暗。

就像他的肠病一样，路德在其生命的早年就接到了上帝的召唤。从他本人的著作来看，路德起先是坐在"必需之所"里出恭时立志要去当一名僧侣。他在这座最为神圣的殿堂里思考父亲要求自己迎娶一位家底丰厚的年轻女士之事。突然，路德大叫出声："救救我，圣安妮（St. Anne）……我立志成为一名僧侣。"熬过最初的痛苦后，他再三思之。最后，路德逃避婚姻，加入了教会。

§

15 世纪时，到圣地的游人不得不学习如何在茫茫浩海中生存数月之久。生活必需品缺一不可：食物、水和"上洗手间"。一名多明我会的僧侣，乌尔姆的菲利克斯·法贝（Felix Faber of Ulm）在 1480 年至 1483 年间从欧洲到圣地去朝圣。在《私人生活史》（*A History of a Private life*）中他描述了一种令人惊异的海上生活。

如诗人所言，"烂熟的粪块儿是一难以忍受的重负。"这里只对船上如何大小便寥记数语。每个朝圣者床前都摆放一只夜壶——一个陶罐，一个小瓶——他往里头小便和呕吐。但由于四处都挤满了人，且一片漆黑，来来往往的人也不计其数，这些瓶瓶罐罐很难在黎明前还未被撞倒。事实上，最常见的情形便是，受到一个如此急切起身的要求的驱使，有些人一路上笨拙地撞翻了五六个便壶还多，引发一阵极难忍受的恶臭。

早晨，朝圣者起床、其肠胃要求大赦时，他们便爬上驾驶台，冲向船头，那儿两侧都有一铲深的便坑。有时有13个、甚至更多的人排队轮流蹲厕，如果某人用时过长，那就应该用愤怒，而不是难堪来表达他人的感受了。这种等候可同四旬斋期间忏悔时必须容忍的等待相提并论，那时他们无奈地站立着，对没完没了的忏悔恼怒不已，以一种阴暗无比的心情等着轮到自己。

夜间，由于船舱各处的甲板上尽是或躺或睡的人群，去厕所成了一桩难事儿。任何人想去那儿都必须越过40人以上，路上还会踩到他们；每走一步，都有可能踢到某位乘客，或跌到哪具熟睡的身躯上。如果他途中撞上了谁，辱骂之语立起。那些无所畏惧且不感眩晕的乘客可沿着船舷上缘爬到船头，在绳索上向前推进。我便常常如此，尽管这样也不无惊险。如若从舱口爬到摇橹的地方，可取坐姿从一支橹上挪到另一支，但这可不会使人心跳减慢，因为叉开腿坐在橹上相当危险，连水手们都不乐意这么做。

　　天气恶劣时问题变得真正严峻起来，此时便坑往往为波涛所淹没，橹也都被装将起来、横放于坐板上。这种情况下，冒着暴风雨去厕所可能会浑身湿透，于是很多乘客褪去衣衫，全身溜光而去。但如此行事有失体面，而这只会进一步刺激人的隐私部位。那些不想这副模样被人见到的人走到其他地方大便，弄脏了地方，又使旁人怒气冲天，甚至大打出手，即便最为体面的人也会信誉扫地。有的人甚至将罐子放在床边，其气味令人作呕，左邻右舍都深受其害，只有病弱伤残人士这么做才能为人包容，后者可免究其责。我因一位邻铺患病而被迫忍受的一切非只言片语所能尽述。

接着，法贝在回忆录中对那些步其后尘前去圣地的人们提供了些许建议。他特别强调了为保持肠道畅通必须采取的措施。

　　朝圣者必须小心提防，不要因不合礼数而踌躇不前，不去腾空肚子，这种做法对游客尤为有害。在海上人时常便秘。这儿有条对朝圣者的好建议：每天去蹲坑三到四次，即便没有这种自然冲动，要谨慎地促进排泄也须如此；尝试第三或第四次时仍滴水未出也不要丧失信心。频繁蹲坑、放松你的腰带，解开你衣服上胸和腹部所有扣子，即使你的肠道里塞满了石子，也会进行排泄。这一建议是有一次我便秘了好几天后一位老水手告诉我的。并且，在海上，吃药和用栓剂都不稳妥，因为用药物通便会引发比便秘更大的问题。

粪便处理

中世纪城市处理粪便的方法是把它倒入河中，埋进坑里，或用船运出城外。那个时代人们更看重便利，而不是健康。

英格兰的河流用来输送粪便，等到粪便堆积了几个河流那么深时，河道就停滞了。伦敦的弗利特河（Fleet River）收集了一座桥上 11 个公厕和 3 个下水道的残留物。不足为奇，该河停止流动，弗利特河也变成了弗利特街。但在此之前，河流的气味就已经变得如此不堪入鼻，以至于大白兄弟会（White Friars，古犹太教艾赛尼教派，因其佩戴的白色饰物而命名——译者注）的僧人们向议会提出了控诉，将不少僧侣的死归咎于这种"粪围"。就连在教堂神坛上燃烧的乳香都难以掩盖其恶臭。

在弗利特监狱，排水道的状况同样恶劣。1355 年，爱德华三世（Edward III）下令对监狱附近日积月累的粪便进行调查。调查结果显示，这堆粪已深得足以浮起一只船了。不过，浸满粪便的河水本身也很令议会头痛。伦敦桥上的厕所每年向泰晤士河倾倒 2000 吨粪便。如若法令制定者们在靠河的建筑中召开议会，炎热无风的夏季便会惹得他们全身乏力。他们把压过的玫瑰花瓣制成的纸张贴在会堂的窗户上，以缓解些许臭气。

如果周遭没有河流或护城河用来倾倒，粪坑或露天地面亦可满足垃圾贮存之需。人烟稀少的地方，城市里大量的人体垃圾被收集起来，运到乡间农场做肥料。城市变得拥挤不堪后，居民们于是将废弃物倒到街上。这种令人不快的垃圾最终致使好几条街道堵塞。舍波恩巷（Sherborne Lane）逐渐以"晒粪大街"（Shiteburn Lane）而闻名。由于粪堆塞满了街区，行人们途经埃伯门路（Ebbegate Road）时只得绕道而行。

流行病的复发促使很多欧洲官员责令人们使用粪坑，而不是河流来处理粪便。令人感到悲哀的是，人们往往对这类忠告不以为然。巴黎警局于 1522 年、1525 年和 1539 年间发布命令，要求市民安置和使用排水沟及公厕。由于没有急切的需要，巴黎市民仍旧将垃圾倒在城里各条街道，使巴黎成为"臭味之城"，而不是什么"明亮之城"。

英格兰官员面对的是那些不肯清理粪坑的市民。1328 年，"池塘兄弟"（the Mere brothers）威廉和亚当对自己的污水坑疏于管理，其结果是，粪便从坑中渗入了邻里的墙壁。这对兄弟也因其拙劣的持家能力而受到重罚。

中世纪英国收入最丰厚的行当莫过于功弗莫（gongfermor，音译），或者说把工了。功弗莫于夜间清理城中的粪坑。功弗莫这一名称源自撒克逊语（古英语）中的"gang"，意为合伙行动，以及苏格兰语中的"fermor"，意为清洗。当满溢的粪坑发出的臭味连中世纪恢复最快的鼻子都感到刺鼻时，市镇委员会便雇用功弗莫。此外，功弗莫还可将粪坑中的粪便卖给乡下农夫们做肥料。这份让人无法艳羡的工作包括把坑中粪便铲到桶里，送到城外将其处理掉。响彻大街小巷的"夜车"声持续了好几个世纪。

清洗便坑是一项颇为危险的工作，正如伦敦的耙工理查德（Richard the Raker）的事例所表明的那样。理查德是位功弗莫，他在 1328 年的一次粪坑清理中断送了性命。他从一块腐朽的木板上跌进了下方的粪坑，淹死在那堆污秽里。令人啼笑皆非的是，耙工理查德死在了自家的粪坑里。

夜壶、烟囱及宝座（王位）

> 如能令烟囱停止冒烟、厕所不再发臭，即在厕所中生火、于烟囱中安置封闭式马桶，则可治天下。
> 《埃阿斯变形记》（*Hhe Metamorphosis of Ajax*）

并非所有中世纪的居民在受到本能召唤时，都能享用奢华的私室或公厕。最为常见的排泄方式是蹲伏在壶罐上。中世纪早期的夜壶由陶器或锡制成，做工粗糙，往往底部和开口处很宽阔，颈部狭小。有的罐子上还有装饰图案，这使得历史学家们很难判断某个罐子究竟是煮饭烧菜用的，还是用来坐的。中世纪居民把自己的便壶称为"原始物"或"夜壶"。

到 16 世纪，中国瓷器的传入使扮相精美的夜壶应运而生。具有讽刺意味的是，中世纪早年夜壶可昭示于众，而随着其装饰作用的增强，使用者开始将便壶藏匿于家具中。

尿壶是一种狭长的夜壶，它显然适用于男性。中世纪的大夫们通过检验玻璃尿壶中的尿液来诊断疾病，这一过程被称为检尿法。

尽管并不全然科学，对尿液进行检验仍被认为有助于医生找出病因。医生们根据尿液颜色的不同来标示病症。药方则千篇一律——将水蛭（蚂蟥）放在患处。

中世纪末期，封闭式马桶在富人中风行起来。封闭式马桶是将一个便壶装在木箱里做成的，如此一来使用者出恭时便可坐着，而不用蹲伏。法国的路易十一（Louis XI，1423—1483 年）是个虔诚温和的人，他宁可终日祈祷，也不愿参与治理国家这类世俗事务。路易有个特别的封闭式马桶，能为他提供向往已久的隐私空间。该马桶一旦开启就会有一幕帘子挂在铁架上，将他团团围住。此外，这位圣洁的国王还用香草来增添自己的皇族气息。

不少足智多谋的人设计出了收集和处理粪便的其他装置。其发明的结果往往凌乱不堪而又徒劳无功。15 世纪时，巴黎有些居民几家合用一个厕所，该厕所将两座建筑的二楼连接起来，厕内物则落到地面上。这种厕所很多不过是悬吊在房屋二层，由杆子支撑的几条厚木板而已。安德鲁西欧（Andreuccio）的故事表明，这类自制厕所很可能引发危险。

安德鲁西欧是个年轻人，他在使用该装置时压垮了二楼厕所中某块朽木，便骤然下坠了好几英尺，跌进一堆粪中。由于不觉得有必要清洗一番，安德鲁西欧便匆忙赶赴一个朋友聚会去了。尽管他本人并不为自身气味所困扰，友人们却不堪忍受，遂将其浸入一眼饮用泉中冲洗干净。

最后，人们做了一种十分稚嫩，但简单可靠的尝试，发明了一种转式马桶。1449 年，托马斯·布莱特菲尔德（Thomas Brightfield）打造了一只用雨水冲洗的石制马桶，雨水由管道运来，

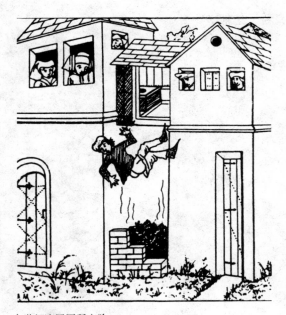

中世纪法国厕所之险

被排入一个蓄水池里。遗憾的是，此发明并不具备阀门所拥有的防止回流和惹人厌烦的"芳香"这两种重要特性。对于那个时代来说布莱特菲尔德有些超前了。

中世纪在家居方面的改善往往以不必要的损害而告终。1321年，一名伦敦妇女决意要改进自家厕所。她搭建了一个厕所与雨水沟相连。水沟很快便堵塞了，给街坊邻里制造了一个臭气熏天、肮脏不堪的环境。该名妇女也因为此举受到当地行政官员的重罚。1347年，两个男人选择了一种狡诈的方式。他们将运送自家粪便的管道转到了邻家的地窖里。这一罪行很快便被发觉，二人随即遭到了逮捕。

应加以注意的忠言

> 中世纪厕所
> 留心通风厕所及通风管道，
> 屋子周围勿置公用管道，
> 且将共用的方便之所置于水上，
> 或远离房屋，
> 留神清空便壶及食糜中的滞留物。

安德鲁·波尔德
（Andrew Boorde，1500—1549 年）英国医生及作家

厕所事宜

精力充沛、野性十足和掠夺成性标示着中世纪早年英国君权的开始。有位国王更是在幼年时期就已为人所知。按照《英格兰编年史》作者、亨廷顿的亨利（Henry of Huntington）的说法，"埃德华的兄长，国王埃德加（Edgar）之子埃塞尔雷德（Ethelred），在金斯顿（Kingston）所有贵族中最先就任圣职。圣·邓斯坦（St. Dunstan）神父认为其婴儿时期出现了不祥之兆。他在接受洗礼时在洗礼盘里放水（小便），神父因此预言英格兰人民将在他的时代遭到屠杀。"

鉴于此书写于国王驾崩之后，亨廷顿的亨利的评判无疑有事后诸葛亮之嫌。以"毫无准备"而闻名的埃塞尔雷德（Ethelred the Unready，979—1016 年），被证明是一位灾难性的国王。他的军队于 1002 年在圣·布莱斯日（St. Brice's Day）大屠杀中为入侵的丹麦人所灭。

§

托马斯·贝科特（Thomas Beckett）在大教堂中遇害的故事可谓名垂青史。"铁甲王"埃德蒙（Edmund Ironside）被杀于便座上之事则鲜为人知。作为人所共耻的"无头脑者"埃塞尔雷德之子，骁勇无比的"铁甲王"埃德蒙仅仅统治了一年。为了争夺对英格兰地区的统治权，埃德蒙与丹麦人卡纽特（Cnut）不断征战。这位无畏的斗士端坐在"壶"上时死去。亨廷顿的亨利也对这一故事进行了叙述：

> 国王埃德蒙是被叛逆者谋杀的……于是，事情发生了：一天夜里，高大威猛而又贤良忠厚的国王恰好退席到"屋里去舒缓自然之需"时，依照其父的诡计，埃德里克（Edric）郡伯之子匿身于坑中，并用一把锋利无比的匕首从下方连刺了国王两刀，接着便将武器留在国王肠中，逃之夭夭了。稍后，埃德里克来到卡纽特跟前，向他行礼致敬，高呼道："看哪！这才是英格兰真正的国王！"卡纽特向众人解释了所发生的一切，并回答说：

"因为这一举动，我会把你提升到比英格兰所有贵族都高的地位上，这是你应得的。"然后他命人将埃德里克斩首，把他的头颅挂在伦敦塔最高的城垛上。由此，国王埃德蒙"铁甲王"在统治短短的一年后就死去了，他被安葬在格拉斯顿伯里（Glastonbury），在其祖父埃德加旁边。

15世纪时，一名男子同妻子吵架，他的妻子用夜壶敲打了他的头部。这名男子走出家门，坐在路边琢磨适才的争吵，妻子将另一只夜壶中的东西从窗户倒到了他的头上。只听丈夫回应道："看来今晚会下雨。"显然，把夜壶当做武器的现象相当普遍。1418年，一位名叫博岱（Baudet）的男子遭到了巴黎政府的驱逐，原因是他将一只夜壶打翻在一名女士头上。

§

十字军东征时，男人们都得离开自己的家园，他们担心妻子不忠。为了确保她们的忠诚，很多法兰西和英格兰的东征者用贞节带锁住妻子的下体。妇女们所穿贞节带上的小孔可以使她们方便。事实上，保持这一装置的清洁即使可能，也是异常地困难。其臭味令不少妇女不堪忍受，宁可自杀了事，也不愿忍受贞节带所带来的痛苦。

§

    教皇就职时有一个非同寻常的仪式，那就是，新近选出的教皇必须端坐在一把椅子上，椅子上有可安放夜壶的孔洞。被称为"透明之椅"或粪便宝座的教皇的椅子上其实并未安放尿壶，而是教堂中年纪最小的成员爬到椅子下面，手伸进洞里，去触摸教皇的生殖器。巴托洛米欧·普拉提纳（Bartolomeo Platina）认为，如此做法意在提醒教皇，他从本质上讲是一个人，并非神。

    事实上，该仪式是检验教皇性别的一种方式。据说，教皇约翰八世（Pope John VIII）实际上是位女性，在她死于分娩后其真实性别才为人所知。悉知闻名遐迩的教皇琼（Pope Joan）的故事后，沙俄的彼得大帝（Peter the Great）采用了一种类似的仪式，作为自己与酩酊大醉的同伴们消遣逗乐的一部分。彼得会佯装自己是红衣主教，与其同伙指定一名不幸的男子，比如教皇布特林（Buturlin）。布特林坐在那把特制的椅子上，彼得从下方伸手过去，抓住了布特林的生殖器，大叫道："他有个孔！"大家都捧腹大笑。

§

    僧侣们把肠胃气胀看做是邪恶的诱惑。放屁被认为会加强人的性欲，因为它会对人的生殖器施加压力。僧侣们忌食可能产生气体的东西。

§

中世纪时，性骚扰对于女性来说非常棘手，很难以合情合理的方式处理。教皇亚历山大四世（Pope Alexander IV）讲述了一位妇女被当地神父骚扰，后想出一条妙计来报复肇事者的故事。无赖的神父在一次告解中试图强奸该妇女。该妇女佯装极想稍后与之进行罗曼蒂克的幽会，由此得以脱身。随后，她赠与神父一个馅饼来表明自己的心意。这绝不是一个普通的馅饼。它由这位妇女的粪便烘烤而成。不幸的是，那位神父将馅饼献给了自己的主教，以示敬意。无需多言，该神父的教会生涯已时日不多。

§

在生活不太便利，饮食不规律的时期，通便顺畅可能是一件幸事。然而，苏格兰的布鲁斯国王（King Bruce of Scotland，1274—1329年）发觉，在日常生活中任何一方面保持规律都会招致险情。国王每天都早起"蹲坑"。听说这一常规后，国王的三个敌手候于厕中，伺机杀之。幸而布鲁斯在如厕之行中仍佩带着剑，在他蹲下来解决生理问题之前，轻而易举地解决了入侵者。

§

隐私在挑选教皇时是一个重要的考虑因素。除了以隐私（private）命名的房间——厕所，还有哪个地方能让人更好地享用

隐私呢？15 世纪时，罗马主教们齐聚公厕，选举教皇皮乌斯二世
（Pope Pius II）为领袖。

§

1183 年，在一次令人啼笑皆非的事故中，神圣罗马帝国皇帝弗
雷德里克一世（Frederick I）丧失了其中欧地区王国的领导者。八位
皇子和不少骑士聚集在阿尔福特（Erfurt）城堡的大厅里等候一次
餐宴。事实证明，在场人员的体重总量超过了木质地板所能承受的
重量，木板噼里啪啦地断裂了，将整个贵族团抛进了城堡下方好几
英尺深的粪坑。众人都被淹没在满是粪便的深坑中，无一幸免。

§

苏格兰的詹姆斯一世（James I of Scotland，1394—1437 年）
则体验到了"在贵族头上撒尿"给自己带来的恶果。戳穿了罗伯
特·格雷姆斯勋爵（Sir Robert Grames）谋取政权的阴谋后，国王
詹姆斯将该贵族从苏格兰驱逐了出去，并没收了其全部家产。格
雷姆斯发誓要除掉国王。当詹姆斯外出游览佩斯（Perth）的黑庙
（Black Monastery）时，刺杀的机会来了。按照皇室聚会的寻常惯
例，晚宴按部就班地进行着。国王和王后与一群贵族在席间大快朵
颐、谈笑风生。散席后，皇室随从离开了，王后及其贴身女仆们则
仍在等候国王陛下更衣就寝。突然，一队全副武装的人马闯将过
来，打破了夜空的静寂。罗伯特·格雷姆斯勋爵伙同一群反对詹姆

斯的贵族浩浩而来，要兑现自己刺死国王的诺言。

詹姆斯国王很快便意识到自己在劫难逃了。倒霉的是他欲逃无门。窗户被人用铅条焊起来了，要好几个人才能打开。国王四处寻觅藏身之处，而寝宫内，一位妇女正狂乱地试图锁上房门。詹姆斯放弃了躲到床下及衣橱等易被发现地点的念头，他拿起烟囱的拨火棒，决意同刺客决一死战。猛地，他记起来，有一便坑与该烟囱相通。于是国王便抬起木质地板上的铰链门，爬进了臭气熏天的粪坑。此坑有一处管道通往寺外的沟渠，国王确信自己能够穿过管道，得以脱身。此时国王遭遇了两大难题：他的身体肥硕无比，很难通过管道；不过，他自己持乐观态度。再者，数日前，詹姆斯已命人将管道关闭，原因是他玩球时把球弄丢了，堵塞了便坑。他顶多能指望躲在其中，直至刺杀者离去。

罗伯特·格雷姆斯勋爵的手下轻而易举地撞开了国王寝宫的大门。在此过程中，他们的斧头砍伤了不少宫女。一冲进房间，他们便看到王后正目瞪口呆，僵立于烟囱前。一个杀手出手杀她，格雷姆斯及时上前阻止，他要的是国王的人头，不是王后的。

叛国者们搜遍了整个寝宫，仍未发现国王的行踪，他们于是退回到其他地方继续搜查。国王听不到头顶有任何响动，便大声叫嚷，让王后的侍女们把自己从粪坑中拉上来。侍女们奋力拯救硕大的国王，其中一名不慎跌入坑中，到了国王身边。差不多这个时候，格雷姆斯的人也想起便坑可做藏身之所，所以又回到了寝宫。他们在粪坑中发现了詹姆斯与那名女仆，眼前的景象让他们大笑不已：国王在便坑里正与妻子的女仆做爱！接着，一名杀手跳进坑中，要刺死国王。但是詹姆斯与之进行了顽强决斗。他非常的强壮。另一名杀手加入了战斗。最后，罗伯特·格雷姆斯屈尊跳入粪坑，亲自用一把大剑在国王胸部刺了 16 次，将其杀死。

§

根据约翰·哈灵顿勋爵的记载，英格兰凶暴成性的理查德三世（Richard III of England，1452—1485 年）被传在如厕时谋划了自己的两个侄子的死亡。在年幼的侄子们的父王驾崩后，理查德便充当他们的摄政王。而皇子们"消失"后，他便执掌了政权。

3. 现代之前的欧洲：邋遢的起床号
（1500—1700 年）

> 要保持房屋清洁，就得清理自己的地窖；
> 要保证灵魂洁净，就得修补地窖的纰漏。
>
> 　　　　　　　　　　　　　　　　　《埃阿斯变形记》

　　15 世纪从意大利开始的文艺复兴逐渐向北蔓延，16、17 世纪闪耀着荷尔拜因（Holbein）及布鲁格尔（Brueghal）等画家的迩思遐想。马丁·路德对天主教会的抨击促使了与之抗衡的新教会的产生，也引发了天主教自身的改革。宗教逐渐失势，王权则占了上风。就马桶而言，这一变化意味着，之前修道院僧人的卫生习惯被富贵阶层浮夸艳丽的用具所取代。不过，皇族们的使用习惯和所用器皿远比僧人们虔诚的清理习俗要有趣得多。

　　尽管现代欧洲早年的寻常百姓仍周旋于便壶和厕所之间，富于创见的人们却已开始尝试起五花八门的"上洗手间"的方法来。第一只带可移部件的转式马桶便产生于 16 世纪。不幸的是，大多数民众认为马桶这一装置太过粗俗，因而不予考虑。从虔诚无比的中世纪开始，文艺复兴时代不少国家仍认为，诸如洗澡或煞费苦心的排泄方式等对人体过度关注的行径，是亵渎神灵的，或至少是粗野不雅的。由于大众兴致索然，卫生设备最为重要的附加部分就具有讽刺意味地消失了。马桶未能在16世纪兴起的现实原因可能是，缺乏支撑该装置正常运转所需的用水系统。

§

里奥纳多·达·芬奇曾制定了一份卫生城市的详尽计划书。倘若有人认真考虑过将达·芬奇的想法付诸实践的话，那么16世纪也许会是一个颇为令人向往的时代。达·芬奇在其日志中论及拥挤不堪的城市所面临的种种问题，并提出了诸多缓解之术。他对于粪便问题的解答是：搭建充足的公厕。他这样描述自己的创意："厕所的座圈应能够旋转，就像修道院中的旋转式栅门一样，亦可运用平衡力使其回归原位；天花板上满是小孔，如此人们才能呼吸自如。"

此外，达·芬奇还建议人们使用螺旋状楼梯，以防有人将楼梯井当做便池。他笔下的城市是这样一番景象："由各个拱门之间距离300个臂长的地下通道来清空厕所、马厩及诸如此类恶臭难挡的地方，这些通道都可从设于其上方街道中的开口处获取阳光。每个拱门安置一个螺旋状楼梯，考虑到方形的四角易于结垢，螺旋楼梯应为圆形的。楼梯第一个转角有一道门通向便池和公用盛尿器，且此梯可使人从高层路段下行至低层路段。地点应选在海洋或某条大的河流附近，以便随着流水游走的城内污物能被带到遥远的地方。"

§

人们都对达·芬奇的提议置若罔闻，夜壶仍风靡于这个时期。此时夜壶不再由劣质的马口铁或陶器制成，而体现出主人的地位尊卑。詹姆斯一世拥有一只银制便壶。大主教马扎林（Cardinal Mazarin）的便壶则由嵌着天鹅绒的玻璃制成，并镶有一道蚕丝和金流苏质地的边儿。路易十四真正使自己浮华奢靡的本性实至名归了，他的一只尿壶以黄金为材料，以堂皇的盔甲外套为点缀。路易还有几个备用夜壶，备旅途及战事之需。晚宴过后，女士们都离席前往会客室了，尿壶就被摆放到餐厅中，供男性使用，如此男人们便不必离开别人独自方便了。

§

17世纪时城市居民处理人体排泄物的方式与前人毫无二致，他们经常将这些排泄物从窗口倒到街上。尽管人们早已习惯了刺鼻难闻、令人作呕的气味，但它仍超出了其所能容忍的极限。1544年，英格兰的亨利八世在奚落其众妻室的间歇，也抱怨起剑桥城来。他斥责了满街的粪堆、污秽及泥泞，并将该城影响健康的原因归结为如此的市容状况。5年后，在其皇子爱德华六世（Edward VI）统治时期，国会提议建立排水系统来收容这些污物。

欧洲城市的居民们保留了罗马时代的习俗，将夜壶倒往窗外以处理其"内物"。幸而人们还礼貌地告知路人，要其留神即将降临的厄运。法国妇女在"内物"落下之前高呼"小心水！"英国人则将这种叫法改为"留心便座"，兴许是因为厕所的前身被称为"便座"吧。英国人往往还在其后加上一句"上帝保佑您"。在意大利语中，这句话变成"拿走您的提灯"。谦和有礼的男士们都走在女性的左侧，以保护后者，使其免受窗内所发的诡异莫测的攻击。这一习俗传承至今。

有人认为夜壶可任意处置。他们把整个壶扔到大马路上，而不是壶内物。这种野蛮的垃圾处理方式所导致的混乱状态致使巴黎官方于 1395 年颁布了一项法令，严禁将夜壶扔出窗外。然而，法国公民在 17 世纪时仍未改变这一陋习。凡尔赛市市长发表了一项声明，禁止"所有人将人体排泄物及其他垃圾扔出窗外"。

由谁来清理街道里积少成堆的肮脏物呢？如若市民运气尚佳的话，市政府会聘请一名"卫生管理员"来担此重任。在英国都铎王朝时期，人们选出公众健康官员。后者被称为清道夫，负责清理街道，调解纷争。清道夫们对于历史最为显著的贡献莫过于 1666 年瘟疫期间日常的街区清扫了，他们大肆宣传自己的职业，并四处分发业务卡。

听取关于粪便处理的种种怨声构成了当时一种饶有趣味的消遣方式。（别忘了在佛尔格大剧院［Folger's Theatre］看到的《麦克白》一剧：其事发地便是卫生法庭。）伦敦市民可向被任命为裁决卫生事端的法官抱怨。裁定者要求当过清道夫。在法院出现之前，大多数诉讼案由那些控告邻里在其私人财物上倾倒排泄物的个人提出。

有一个案例牵涉到了整个街区。伦敦西街的居民把粪便倒进了一位名叫约翰·戴维斯（John Davis）的居民家的庭院里。"清道夫

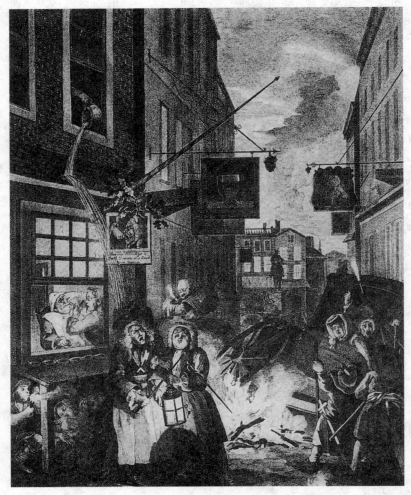

《夜晚》，选自《今日时代》（*Times of the Day*），威廉·霍伽斯（William Hogarth）（加利福尼亚，亨廷顿图书馆）

法庭"责令那位居民在圣安德鲁日（Feast of St. Andrew）之前将倾倒的粪便清理走。此外，法官认为有必要对那些往街道和墓地乱倒粪便的人群提出警告。

对所有这些公众排泄物的处理推动了厕所的不断完善。卫生习惯逐渐使人们开始将厕所视作日常生活的一部分。不过，这一发明仍未得到广泛使用，直至 19 世纪晚期。

到了 16 世纪，厕所的出现标志着上流社会的隐私观发生了重大转变。早期的厕所为装有密封式马桶或便壶的小屋。达官贵人偏爱封闭的小门所提供的私人空间，回应自然之需的景象和声响不再被他人听闻。欧洲贵族逐步将这一小型房间合并到自己家中。法国人记载了勃艮第（Burgundy）公爵的城堡内和巴黎城圣—热内维埃芙（Saint-Genevieve）邻近地区存在的厕所。

§

约翰·哈灵顿勋爵立志要对人类有所贡献，他引进了自己的发明——埃阿斯（Ajax）——一种"芳香四溢"的厕所。哈灵顿是伊丽莎白女王宠信的教子之一。此人以才华横溢和品性纯良而享誉一时，喜好伊丽莎白式的宫廷生活。哈灵顿也因设计了第一只带可转部件的便桶而备受瞩目。在其著作《埃阿斯变形记》中，他对自己的发明描述如下："我的这一发明不需要一个汪洋大海，而仅是一个蓄水池，无需整个泰晤士河，只用半吨水，就可使一切变得芳香宜人。"哈灵顿还在书中列出了大型埃阿斯的建造示意图、说明、成本及所需物材，不愧是搭建厕所的工具书。

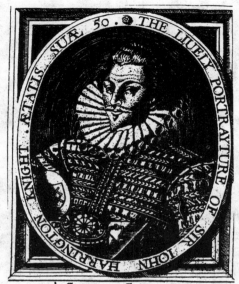

约翰·哈灵顿勋爵（选自《埃阿斯变形记》，1927 年
再版）

　　尽管哈灵顿已经规划出了厕所的远景，遗憾的是，其发明并不
为 16 世纪的欧洲社会所喜闻乐见。连对他疼爱有加的教母也拒绝
试用其便桶，甚至因为这项可鄙的嗜好而禁止他涉足宫廷。不过，
哈灵顿的发明倒是在社会上引发了不小的轰动，莎士比亚的一幕戏
剧便来源于此：

人家要把您的尊容从画布上擦掉，

把您那衔着斧头坐在便桶上的狮子送给埃阿斯。

《爱的徒劳》

同时，《埃阿斯变形记》一书也未获得付印许可证。其题材或许冒犯了不少人，但即使没有官方的印发许可，此书仍大受欢迎。它一共发行了三版。书中尽集轶闻趣事，只有伊丽莎白时代的人才晓其原委。它以诙谐而巧妙的手笔点中了厕所的要害。哈灵顿用诗句说明厕所的用法。下面的诗篇对基督教夜壶使用者怎样避开恶魔颇有借鉴性：

一位虔诚的神父坐在通风处

满足身体本能的需求，

嘴里（习惯性地）咕哝着祈祷文，

恶魔径直来到此人跟前，

开始无礼地辱骂他，

宣称这种祷告罪孽深重

且其行为表明他极端无礼

在如此不合时宜的地方与上帝对话。

虔诚的神父起初愕然，

随即虔诚有加，他对撒旦说道：

"可是该死的，邪恶的，荒谬的，不诚的恶魔，

> 你对自己的一切感到绝望，并对我们艳羡不已，
>
> 各取所得，你不能伤我分毫，
>
> 对上帝我诚心祷告，于你则粪便相赠。
>
> 纯洁的祈祷者与高高在上的主拉近了一步，
>
> 污秽则坠下，因为它更适合恶魔的同伴。"

哈灵顿论及基督徒中普遍存在的一种顾虑，即认为上帝无处不在，连厕所里也不例外。要留心上厕所时发出的祷告。不速之客很可能跳将出来，以不计其数的"珍宝"为由，要吞噬你的灵魂。

最终，哈灵顿在宫廷中的地位得以保留，他进而说服女王伊丽莎白将其中一个马桶安置在她里士满（Richmond）的宫殿中。哈灵顿将《埃阿斯变形记》挂在便桶旁边的链子上，为女王提供了第一本盥洗室读物。

埃阿斯这一名称一直是个谜。它可能是"厕所"（jake's）一词的双关语，后者通常用来指代夜壶。约翰·哈灵顿勋爵杜撰了一个超自然的人物，用以解释埃阿斯的起源。此人名叫埃阿斯上尉，其神力及职业与尤利西斯（Ulysses）有几分相似。无论是谁，只要胆敢冒犯埃阿斯，便会遭到腹泻的侵袭。

1666 年的瘟疫和 1667 年的火情是 17 世纪英国的标志性事件。塞缪尔·佩皮斯（Samuel Pepys）在其日志中描述了那些可怕的年代，其中谈到伦敦城内从上方窗户落下的飘忽不定的粪便。于乱世中出生的乔纳森·斯威夫特（Jonathan Swift），用如下语句来描绘伦敦的街道：

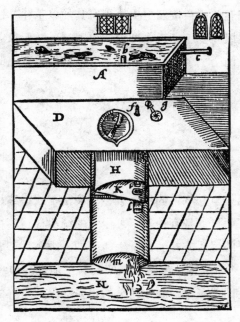

不要鱼！

A. 蓄水池　　C. 排污管
B. 小垫圈　　D. 座板

埃阿斯（选自《埃阿斯变形记》，1927 年再版）

肉摊、粪堆、内脏和血液中产生的废弃物，
溺死的幼犬、腥臭的西鲱，都浸湿在泥淖中，
死猫混杂着芜菁的嫩叶随着洪流翻滚而下。

事实证明，1667 年的火灾对伦敦城而言是个天赐良机。很多
窝藏携带病菌禽畜、肮脏邋遢的地区被毁。城内大部分建筑遭到破

坏，设计者们趁此机会按照卫生法规对其加以重建。国会通过了一项法案，对房屋高度、街道宽度等作出限制，并要求各家搭建下水道。然而遵从国会法令者甚少。事实上，在维多利亚时代以前，人们似乎对政府法规漠不关心。

君主行为

英格兰国王亨利八世同罗马教皇决裂是王权最终战胜宗教的绝佳体现。为证明自己具有神圣不可侵犯的统治权，不少欧洲皇族采取了稀奇古怪的生活方式。日常生活中的一举一动都成了声势浩大的隆重仪式。"上茅房"在路易十四等君王那里变成一种公开的壮举。对于其他国王来说，制作精美的夜壶或投其所好的封闭式马桶便已足矣。

盛行于 17 世纪的封闭式便桶，其实是置于木箱内，带有盖子的夜壶。使用者只需将盖子揭开，坐在箱内罐子的顶部即可。封闭式马桶为设计人员提供了无边的想象空间。一个形似书堆的马桶被称为"到低地国家旅行"。另一个马桶也被装扮成书堆状，名曰"神秘巴黎"。很多人不愿将这一令人不快的罐子藏匿起来，倒用它来吸引众人的目光。密封式马桶的制造者们用黄金甚或白银来雕刻飞禽走兽、自然风光，以及中式花纹。天鹅绒、梅红缎子和皮革掩盖了这些特权者的臀部。随着主子心绪的起伏，其外观也千变万化。如若遇丧，则封闭式马桶被装扮成黑色，以示悲恸。英格兰的詹姆斯一世有一只封闭马桶被做成了胸部形状，以供观赏。

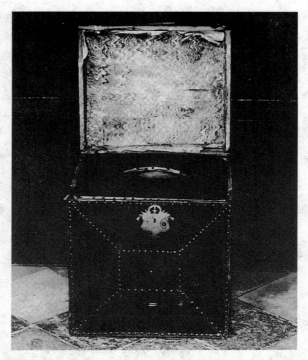

英国詹姆斯二世所用密封马桶，英格兰肯特郡（Kent）诺尔城堡
（Knole House）（露辛达·莱姆顿／阿凯德，Lucind Lambton/Arcaid）

　　尽管 17 世纪时凡尔赛宫约有 274 只封闭式马桶，但久居宫中的勋爵和贵妇们仍随身携带各自的马桶。国王路易十四将端坐于马桶之上迎宾会友的做法发扬光大。而鲜有外国使者能受用观赏路易一本正经地坐在马桶上谈论公事这一"特权"。朝臣蒙塔涅（Courtier Montaigne）对路易十四在马桶上处理国事颇有怨言，"就好像那是个宝座似的"。路易十四死后，尸检表明，此人腹部肥

大，肠子的长度是普通人的两倍。或许他不同寻常的身体构造可解释其在"宝座"上花去的冗长时间。

欧洲统治者们对其臣民的卫生习俗叫苦连天。他们颁布了不少法令，力图阻止那些在皇宫周围已然肮脏不堪的环境上雪上加霜的行为。然而，连贵族自己有时也不能免俗。

宫廷生活回忆录甚至记述了贵族们在不合时宜但颇为便利的地方进行大小便的轶事：

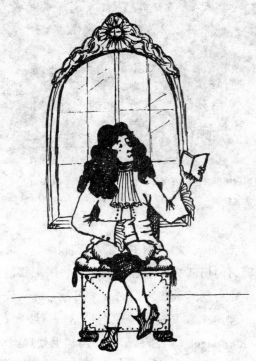

端坐在便桶上的法兰西国王路易十四

● 奥地利的安妮（Anne），"太阳王"的母后，在法兰西宫殿背后的花毯上小便时被人撞见。

● 1606 年，亨利四世发觉卢浮宫的环境已变得如此令人作呕，于是他下令禁止贵族在皇宫角落里大小便。在宫中小便者会被处以 1/4 克朗的轻微罚款。

● 诗人贝尔托德（Berthod）认为某个贵族对皇室法令做出的反应相当幽默。他描述了该贵族的行为，写道："哈！我打赌你看不出有人在柱子上尿尿，就在国王的雕塑正下方。"

● 1606 年 8 月 8 日，法兰西王储又发布了一项有关马桶使用的命令。此次法令严禁任何人在圣日耳曼宫（St. Germain Palace）内大小便。当然，用夜壶，而不是在地板上、角落里或楼梯内，则是被容许的。然而法令成为一纸空文，无人遵守，连王储本人也不例外。就在其颁布法令的同一天，便有人看到他在自己卧房的墙壁上撒尿。

● "太阳王"路易十四有位叫做吉什（Guiche）伯爵的友人，此人是个名副其实的投机分子。在 1658 年的一次宫廷舞会中，伯爵先生不动声色地在其舞伴的皮手笼里撒了泡尿。不难想象，对方把手伸进笼里时有多么惊愕。

§

公爵夫人夏洛特·伊丽莎白（the Duchess Charlotte Elizabeth）也是路易十四的随行人员之一。她一直不离其左右，从凡尔赛宫一路陪伴到枫丹白露宫。公爵夫人因枫丹白露宫内缺乏卫生设备而扼腕叹息。发觉自己只能在众目睽睽之下进行排便，夏洛特·伊丽莎白于是对女修道院院长颇为赏识，后者在每次有"需要"的时候都能够瞅准时机。只有在夜晚人们才能找回一点隐私。对被派去守护国王的瑞士禁卫队留在街上的"纪念品"，公爵夫人也只能摇头兴叹。

§

路易十四统治期间，凡尔赛宫极尽奢华堂皇之风，使得其他欧洲宫殿黯然失色。路易在凡尔赛宫的一举一动、一颦一足，都变成了隆重的仪式。他让众臣服侍其起床。晚宴则是一件无可比拟的盛事：要有四道羹汤，一整套飞禽走兽、山珍海味，还有沙拉等。而这一切，路易都会在文武百官的注目下一扫而光。

"大上榻"和"小上榻"典礼标志着白昼的结束。"大上榻"，或称"大就寝"，乃路易宽衣上榻的一种仪式。好几位贵族候于一旁，翘首企盼自己能有幸在国王更衣时为其秉持烛台。安寝准备就绪后，仅有屈指可数、精挑细选出的贵族能留在皇帝身边。这些享受非常待遇的人，花了高达 1.5 万个金路易（刻有路易十三等人头像的法国金币，第一次世界大战以前在法国使用，相当于 20 法郎金币——译者注），才获得此项殊荣：顶礼膜拜皇帝着手另一个仪式，也就是小上榻。国王殿下亮出他尊贵的屁股，端坐在"便桶椅"上，即封闭式马桶上，举行这天最后的皇室典礼。

可别以为路易有臭名昭著的表现癖，凡尔赛宫那些看似荒诞可笑的仪式背后其实另有隐情。路易十四要求全体贵族终日游荡于宫中，处在国王的严密监视下，从而将皇室操控在自己手中。冗长繁多的仪式除了提醒人们皇帝的至高无上，还使贵族和女士们有事可做，借以打发了不少时日。那些私底下仍陪伴国王左右的皇室成员，则可获得这位权倾天下的统治者的垂青。他们可以祈求国王赐予其万贯家财，或对其加官晋爵。

§

路易十四统治时期，法兰西以极度的骄奢淫逸而声名远播。寻欢作乐、美味佳肴，以及个人卫生占据了宫廷生活的绝大部分。路易光想着满足一己之欲，却极少顾及朝臣们。携一女子穿梭游走于各个宫殿间是他的癖好之一。由于缺乏机动车，其旅途往往变成一种漫长难耐、令人不快的煎熬。尽管不少四轮大马车的座位下藏有夜壶，有的女士仍宁愿等待更为隐蔽的时机。路易则厌恶以任何借口停下马车，故意使那些可怜的女士更感不适。有位与他同游枫丹白露宫的女公爵，在憋尿 6 小时后好几次差点昏厥致死。

§

在与不列颠及其盟国交战的过程中，路易在旺多姆（Vendôme）公爵中发现了一名能征善战的军事将领。路易·约瑟夫（Louis Joseph），旺多姆第三大公爵，是亨利四世与加布里埃尔·德伊奇斯（Gabrielle d'Estress）的私生子。此人是个彻头彻尾的利己主义者，傲慢而专横，滥用其皇族血统。他自恃高人一等，公然拒绝接受人们公认的伦理道德及个人卫生习俗。

公爵先生无耻地要求年轻俊美的士兵到其营帐中供他使唤。他的床榻收容了五花八门的动物。狗儿们在公爵床上打鼾、撒尿，以及生崽。别人指责他是个懒汉，旺多姆对此不予理睬。他声称，"人人都想变猪。"

旺多姆从起居室出来，便一屁股坐到战场上自己的便携式封闭马桶上。他坐在壶上写信、进餐，甚至下达命令。他在排便时候接待教士的做法震怒了帕尔玛（Parma）主教。更糟的是，公爵先生就在主教惊愕的眼皮底下站起来，擦拭自己。

§

亨利八世以妻室满堂和斩首成癖而闻名于世。在与托马斯·莫尔爵士（Sir Tomas More）变友为敌后，国王谴责其通敌叛国，判处其死刑。在静候处决的过程中，托马斯·莫尔爵士（马上就成为圣徒了）向其狱友索取了一只尿壶。他在玻璃尿壶里撒了泡尿，而后仔细端详自己的尿液，仿佛它是个通透明澈的球体。尿液所示证实了他心中所想。因为亨利国王介入了此事，他难逃一死。托马斯爵士当天便断送了自己的性命，正如其尿液所预示的那样。

§

1666年英格兰流行瘟疫时，国王查理二世从伦敦移驾到牛津，以免疾病殃及自己。牛津市民安东尼·伍德（Anthony Wood）在日记中描述了国王殿下及其随从们骇人听闻的言行举止：

> 他们貌似整洁大方、华丽鲜艳，实则肮脏龌龊、兽性
> 十足，所到之处皆留下满地粪便，烟囱，书房，油菜棚，
> 地下室，无一幸免。他们粗鲁无礼、蓬头垢面、寻花问柳；
> 目空一切、了无生趣且粗枝大叶。
>
> 　　　　　　　　　　　　　　　　　《清洁与信仰》

§

彼得大帝竭力向其臣民灌输西式的生活习俗。他要求全体国民忍着剧痛刮去胡须，意在看起来更加世故老练。俄国人则勉为其难。在他们看来，胡须代表着自身的信仰。为了讨好尘世的主，人们剃去了胡须；为了满足万能的主，他们又把胡子随身装在自己口袋里。

从沙皇俄国宫廷对人类粪便的处理来看，他们较之欧洲人要谦和得体得多。俄罗斯上层社会认为突然离开房间去洗手间很不成体统。"上厕所"这种说法也是种禁忌。

§

英格兰女王伊丽莎白一世与某朝臣之间发生的一段插曲尽显了对皇族鞠躬行礼可能招致的危险。牛津城一伯爵在接受女王觐见时一板一眼地对女王深鞠一躬。刚弯下腰，他便放了个该死的

臭屁。牛津城的伯爵对这一突发事件惊恐不已，遂远走他乡7年之久，期冀女王能忘却自己的失礼之举。返回英格兰后，他又一次被引荐到女王跟前。女王回应道："伯爵先生，我已经忘掉那个屁了。"

§

人类对于屁的迷恋始于现代之前的欧洲，或者更早的年代。1645年，一位作家在《妙语与幽默》(*Wit and Drollery*)中戏言："掌声不过是一群无常俗人放了一阵赤裸裸的、粗制滥造的屁。"莎士比亚也大肆嘲弄那些俗不可耐的庸才。

§

法兰西国王弗朗西斯一世(King Francis I)有一次顺道与情妇幽会，情妇的丈夫隐藏在壁炉里。与情妇一阵翻云覆雨后，殿下在壁炉里撒了泡尿，照理说是个很惯常的举动。而情妇的丈夫却落得浑身是尿，掩面离去。

撒尿备忘录：

> 若你深感排便之需，
> 无法自制，
> 千万要撒得礼貌些，
> 环顾周围，看是否四下无人。

> 若你不慎将污物浇到地板上，
>
> 要以迅雷不及掩耳之势，
>
> 用脚把它踩干净。

《言行举止之书》（*Booke of Demeanour*）（1619 年）

§

即便在现代的早期，那些恶臭满天、污物横流且不断受到病疫侵袭的欧洲城市，某些不讲卫生的做法也为大众所认可。马车夫被容许在车轮上小便。如前所述，坐在马桶上接宾待友也毫不失礼。不过，到了 17 世纪末年，上述两种做法都被视为有失体统。

约翰四世（John IV）和阿方佐六世（Alfonzo VI）统治年间，葡萄牙海岸线上的马德拉群岛（Madeira）对卫生事务严苛无比。聚会者如被发现在户外大小便，即遭逮捕拘留，或被认为是粗鄙猥琐之人。因此，他们都在门廊或门口撒尿。

迷信与忠言

17 世纪时，四下寻觅排便之所的英国乡村居民被告知，要在至少"一箭射程"开外的野郊蹲坑排便。此项建议大大减少了人类粪便渗入村舍井水的现象，因为井水正位于房屋四周。

§

　　早在 16 世纪，英格兰医生安德鲁·布尔德（Andrew Boorde）就在其著作《各类病痛康复摘要》（*The Breviarie of Healthe for All Manner of Sicknesses and Diseases*）中，针对身体机能提出了良方。他提醒读者勿用百里香类药草。"百里香使人尿频。"

§

　　17 世纪德国爱侣们对于性顾虑重重，他们当中很多人带着成堆的问题去求助村里的接生婆。对惧怕婚礼当晚圆房不顺者，安抚的处方通常是，穿过结婚戒指撒尿。显然，倘若男士能够瞄准结婚戒指中间那一小孔，他一定是个中好手。如果女性想草草完事，又不愿与他直接对质，她就得暗地里在这个不中意的爱人鞋子里抹一点儿自己的粪便。如此一来，在他的潜意识里，该女子的气味与臭味有了某种抹不掉的关系，这种气味会使他无心逗留。

§

　　大夫们都靠检验尿液来诊断疾病。16 世纪时，一位意大利医师宣称自己能通过小便洞悉他人的诸多信息。佛罗伦萨大公爵去问询这名医师，想验证其未婚妻是否仍为处女。那位法国未婚妻答应在一个水晶夜壶里小便。医师仔细审视了这泡尿。他宣布该女士是处女，说她的尿液就如初生婴儿的那般清澈。

早年美洲

"美洲"这一名称起源于意大利探险家亚美利加·韦斯普奇（Amerigo Vespucci），此人于 1504 年穿越了加勒比海。首度出航，韦斯普奇便在群岛中的一个岛上登陆了，并在信中向佛罗伦萨执政官索德里尼（Soderini）描述了那里的风土人情。跨文化的体验使韦斯普奇对当地人的卫生习俗十分好奇：

> 他们在——请原谅——排清肠胃时，竭尽所能地避免被人发现；他们的着装大方得体；至于小便，则顾虑较少，也不那么讲求体面（不论男女）。因为，与我们交谈的过程中，他们会任那些浊液飞流而下，从不转过身子或面露愧色，对此他们毫不客气。

韦斯普奇记录道，为了避免村民感染疾病，当地人每隔 8 至 10 年就迁徙一次，将污物抛在身后。

1620 年，清教徒航行到美洲"新世界"，去搜寻一块陆地，一块可以建立其独有的神权政治国家的陆地。清教徒因以最为"纯正"的方式解读和实践《圣经》而被誉为宗教狂热分子。在现实生活中，他们是个充满生机的群体，其家中陈设也尽显对生活中细枝末节之体恤。他们特制了坐"便桶"——日常的个人卫生及自我修饰举动——时所用的桌子。然而，他们的谦逊有礼体现在便壶桌的使用上。便壶桌遮住了夜壶。

早年的美洲移民面临的形势极其严峻。他们当中很多人从前都居住在大都市里，对荒野中的生存之道知之甚少。这些移民们遭遇到极端恶劣的天气条件：干旱、飓风、严冬等，还有印第安人的侵袭。毋庸置疑，早期美洲人面临的另一个令人发指的、对生活必需品的剥夺当数夜壶的缺乏了。房屋不过是一间简陋的小棚，家中摆设寥寥无几。直至 17 世纪末年，夜壶才普遍兴起。在此之前，殖民者们不得不在荒郊野外蹲坑排便，不论日晒雨淋、雨雪交加。

如同新殖民地如雨后春笋般兴起的农庄那样，便坑数目也与日俱增。便坑实为地里的粪坑或洞穴。它们通常被挖在水井下游，一

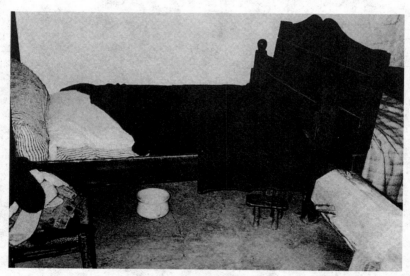

17 世纪美国家族的夜壶，展于美国弗吉尼亚州斯丹顿城（Staunton）美国前沿文化博物馆（the Museum of American Frontier Culture）（朱莉·霍兰）

旦塞满，便被掩盖起来。人们会在便坑的位置放一株果树，作为标记。

在与英国人的贸易往来中，大批美洲移民聚敛了巨额财产。他们得以消费从家乡进口来的奢侈品。这些殖民者有幸享用到体面大方的家具、瓷器，还有夜壶，他们把美洲变成了一个英格兰式的礼仪之邦。殖民地建造的房屋以移民们遗弃之地的建筑为模型。新大陆的屋内陈设则酷似欧式家具。现存殖民地家具中最早的一件便是马萨诸塞州戴德姆城（Dedham）的一把椅子。该椅子造于1652年，其椅面围起，可将一夜壶安置在内。使用者不必远离火堆边的座位去缓解身体自然的冲动。只有家财万贯的人，才用得起这把"懒汉"椅。

4. 启蒙时代：公共厕所（1700—1800 年）

18 世纪涌现出了几位世界历史上最为杰出的思想家。杰斐逊、卢梭及伏尔泰等人塑造了现代的政治与经济自由观。遗憾的是，他们在处理人类粪便这一问题上并无多大建树。因此，18 世纪粪便的产量也异乎寻常，多得人们几无立足之地。夜壶、封闭式马桶和便坑继续成为处理粪便之首选装置。伦敦的街头巷尾、沟里渠外，满眼都是小贩留下的动物死尸、扔出窗外的人的粪便，以及各家各户每日制造的垃圾。原有垃圾刚被扫空，更多污秽即刻出现。清洁工会用车把垃圾运到郊区，以欢迎来伦敦的游客们。

在这个老祖宗们的黄金时代，日常生活条件略有起色。维多利亚时代之前的 18 世纪是个大转变时期。回应自然之需的隐秘在 18 世纪的西方社会始终占有一席之地。路易十四端坐在便壶上受觐的做法被茅厕、屋内夜壶或封闭式马桶所取代。独具匠心的家具制造商精心设计出各种装置，把夜壶隐藏起来。最为振奋人心的是，愈来愈多的房屋与伦敦的排水沟相通。不少富贵人家装上了原始粗糙的抽水马桶（同下水道相连的室内厕所）。最终，18 世纪末年，第一只带有转动阀的"现代"抽水马桶诞生了——19 世纪马桶的雏形。当然，我们也不能忘却现已成为法国社会重要象征之一的那一发明：坐浴盆。

便壶

> 傲慢无礼的尿壶，你怎会毫无过错？
> 迫使女性弯腰屈膝？
> 对皇宫贵族，我们谦卑恭顺、俯身作揖
> 而皇后们自己却迫不得已而降尊屈从于你。
>
> 《粪石学习俗》

瓷器制作工序上取得的进步，将单调沉闷的夜壶变成了一种雅致的美术工艺。这一非凡转变始于人们用硅石制造某种持久亮白的瓷器，可在上面绘画及印花。夜壶便变得精美绝伦，以至于人们都不好意思蹲坐其上。有些图案还配有诙谐打趣的注解。

§

起草《独立宣言》后没几个月，本杰明·富兰克林（Benjamin Franklin）便远涉重洋出使法兰西，想游说法国人民在抗英的独立战争中成为盟友。富兰克林在巴黎名噪一时。街上人头攒动，大家都想见识这位才智过人、古怪离奇的美洲人。这一来访的政治家应允，出使期间可坐下让人们为自己画肖像。人们用他的漫画像来装点自己的夜壶，对此，生性豁达的富兰克林可能会欣赏有加，而非勃然大怒。那个便壶上题道："Eripuit coelo fulmen, sceptrumque tyrannis."可译为："那个如晴天霹雳般夺走苛政权威的人。"想到众多法国人在富兰克林的肖像上撒尿，这一殊荣实在值得怀疑。据记载，富兰克林看到自己的肖像被画到夜壶上时，仅以其一贯的随和一笑了之。

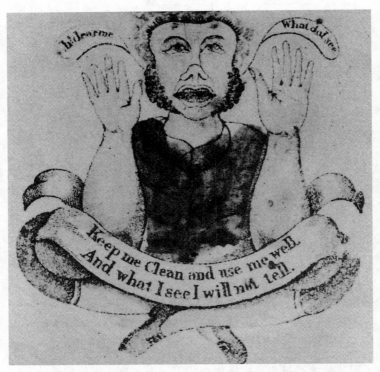

位于 Stratfield Saye 的威灵顿公爵（Duke of Wellington）的便壶图案。
（露辛达·莱姆顿 / 阿凯德）

玩世不恭、猜疑成性的国王路易十六发觉自己的一个嫔妃迷上了本杰明·富兰克林。他于是赐给了该妃子一只印有富兰克林头像的尿壶，作为生日礼物。

不少人仍旧厌恶、反感尿壶，还有的人则对它嗤之以鼻。法国画家让－巴蒂斯·格鲁兹（Jean-baptiste Greuze，1725—1805年）对妻子决意用夜壶当武器的做法深感不悦。格鲁兹的头部被用夜壶猛击了数次，结果仅受了几处轻伤。虽然怒火中烧的家庭主妇们拿它当近便可取的武器，但下文的轶事揭示了乔纳森·斯威夫特之所以认为夜壶是对文人雅士情感的一种当众侮辱的原因所在。

走出房屋使用后院中分离的厕所极为不便，因此很多人仍依赖夜壶。乔纳森·斯威夫特在其1745年出版的著作《仆佣指南》（*Direction to Servants*）一书中，对自己深恶痛绝的那一做法颇有微词：

> 我对那些自以为是而又懒散怠惰的女士深恶痛绝，她们从不费力跻入花园采撷一枝半朵玫瑰，而总是据守一个臭烘烘的器皿，有时就在卧房里，或不由分说地在某个昏暗的隔间里，解决自己最迫切的需求。而你们，则往往要把满满一容器东西带走。这些容器不仅熏臭了整个房间，也令身边所有人对她们的衣物掩鼻回避。那么，要根除她们这一令人作呕的恶习，我建议你们，作为其后果的承担者，在公开的场合将其器皿搬走，当着男仆们的面儿把它抬到主梯下。而且，倘若有人敲门，把容器端在手里去打

开临街大门。这一切，不出意外的话，会使你的女主人宁肯大费周折到适宜场所去排便，也不愿将自己那些脏物暴露在家中所有男丁的眼皮底下。

斯威夫特对新婚夫妇的建议是："只供给他们有益健康的食物，别让他们品尝产生肠气的东西；因为萨摩斯岛（Samos）圣人的意旨是，禁止信徒食用蚕豆。"

§

留宿宴请的客人时，主人会以极低的价格租便壶数个。宾客们喝得烂醉后，尿壶在使用者笨拙粗野的重压下轰然崩裂。一场快意飨宴的标志之一就是打破了满地的夜壶。爱尔兰人和苏格兰人便因宴后必须重新购置大量夜壶而声名远播。

§

18世纪末期，人类对生理机能的看法发生了重大转变。以往被视作合乎自然、不可避免的生理机能，此时成了某种必须遮遮掩掩和刻意忽略的机能。闻名遐迩的海普怀特（Hepplewhite）和喜来登式（Sheraton）家具陈设成了有失体面的便壶的藏身之处。"夜桌"最初被发现于卧室中，它同橱柜一样大小，能容纳一到两只夜壶。对其稍作改动，便可放置晨洗时所用的脸盆和水壶。这些夜桌由优质木材制成，并被雕刻成那个时代最为风行的样子，其职责便是用典雅精美的外表来遮藏人体排泄物。美中不足的是，那令人作呕的气味始终难以掩盖。

封闭式马桶

达官贵人不愿抛弃封闭式马桶去使用更为洁净的厕所。封闭式马桶相当于一个私人宝座，装扮得精细华美，以迎合主人奢华铺张的品位。路易十五及其继任者路易十六均扬扬自得于自己的封闭式马桶。这一器具还有"事务之椅"和"必需之椅"等别称，其浮夸卖弄的样式似乎使主子的大便也变得体面起来。路易十五有只封闭式马桶用黑漆木制成，上面用黄金刻着日式风景画和百鸟图，中间镶嵌珍珠母贝，周围则配有青铜装置，箱子内侧为红漆木，绿丝绒质地的座圈垫子柔和舒适，使人不禁流连忘返。

路易十五在自己的两个情妇身上所花的心思比放在国事政务上的多得多。托情夫的福，两名妇女都享用着精巧别致的封闭式马桶。蓬皮杜夫人（Madame de Pompadour，1721—1764 年）十分偏爱自己的马桶，以至于她一直对其制作者心存感激。其继任者巴瑞夫人（Madame du Barry）拥有一只在白色背景上装点着蓝色的花边、红色的星辰，黑色线条镶嵌其中的封闭式马桶。绣着金纹的蓝丝绒点缀着马桶。椅子的扶手及四脚都由黄金制成，座圈用摩洛哥皮包裹起来。座圈下面的罐子质地为银。

§

出于对礼貌的考虑，人们逐渐将封闭式马桶改装成了茅房。这一从前不分男女的设施如今开始将两性区别开来。在巴黎 1739 年举行的一次晚宴上，封闭式马桶被置于狭小的房间内，上面分别标有"女性"和"男性"。理所当然地，女士茅房所排队列比男士的长了一倍。

乡间茅房

室内／户外茅房作为三大排泄场所（茅房、夜壶及封闭马桶）之一的地位并未动摇。流动水的缺乏使茅厕多年来改观不大。厕所通风问题令屋主们大伤脑筋。

参观托马斯·杰斐逊私邸进一步证实了人类的创造力。杰斐逊是位思维敏捷的设计师和发明者，他在自家房屋里装上自动门，一个可显示日期的钟表，以及数个天窗。有一段出处不明的轶闻对杰斐逊人所共知的想象力更锦上添花：他挖了条隧道，用轮式推车把住宅便坑里的粪便运送到一污水池中。这条隧道长达 160 英尺，其底层与两处便坑相连，第二层通向另一处便坑。蒙蒂赛洛（Monticello）当地确有此物。然而，人们并没有发现运送轨道或者轮式推车。广阔的隧道对茅坑的空气流通也大有益处，从天窗或与隧道相通处能漏进来一股气流。

除却屋子里的三个便坑，蒙蒂赛洛还有两个户外茅房保留了下来，也就是杰斐逊口中的"必需之所"。杰斐逊花钱雇用一名奴隶负责清理屋内茅坑中的污物。

§

18 乃至 19 世纪的欧洲和美洲，大部分便所仍被置于屋外，通常都在花园附近。有的茅房装饰得雅致华美，以至于被误认为是小型居室。

茅房的外形从小木屋到大理石庙宇不等，反映其主人的贫富程度。它通常被搭建在房屋不远处，有时隐没于花园中，使用者可借称自己要去"采摘玫瑰"。显然，人们普遍认为一同排便的家庭必定会相亲相爱。这一时期的茅房往往能同时容纳好几个人，有的还安置了儿童用的坑洞。

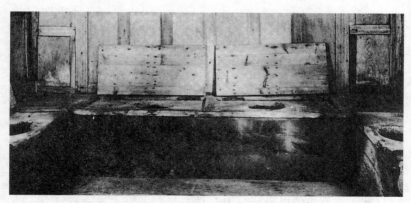

18 世纪中期英格兰索默塞城（Somerset）的奇索·多默大庄园（Chilthorne Dormer Manor）内的六座茅厕（露辛达·莱姆顿 / 阿凯德）

§

18 世纪，游走于欧洲和美洲的旅人会在沿路的客栈里饱餐一顿、稍事歇息。旅客们可与当地居民一同品尝地道的美味佳肴和陈年佳酿。客栈里烂醉如泥的客人并不罕见。1784 年，弗吉尼亚州"米琪客栈"（Michie Tavern）的老板约翰·米琪（John Michie），曾对不得不在醉醺醺的路人掉进便坑时去搭救他们叫苦连天。除了提供一箱干燥的玉米棒芯子，留旅客揩擦之用，米琪还在那个安有四个座圈的茅房顶部拴了根绳儿，但凡掉到茅坑里的人都可抓着绳子爬上来。他在便坑边贴了张布告，写道："提醒诸位，若贵屁股滑下座圈，勿向店家呼救，请用绳子自拔。"

引人注目的坐浴盆

坐浴盆最初出现于 18 世纪的法兰西，它虽不是用来处理人体排泄物的工具，却也值得一提。坐浴盆的起源一直是个谜。从语源上讲，"bidet"（坐浴盆）一词可追溯到 1534 年，指的是一头驴子或一匹马。到了 18 世纪，坐浴盆开始与那种人们便后用来冲洗屁股的装置联系起来。选择"坐浴盆"作为该装置的名称，或许是因为人们叉开双腿坐在椭圆形的盆子里的动作，就像是跨骑在驴子或马身上。

坐浴盆很快便以奢华且引起性联想而名声大噪。1751 年，人们用"蓬皮杜夫人的迷恋物"来暗指这一洗涤生殖器的装置。而自打 1763 年托马斯·史莫莱特（Thomas Smollet）发表其旅途信函以来，坐浴盆变得臭名昭著起来。史莫莱特写道："法兰西女性的非凡的粗鄙岂为常理可容！她们当着男宾的面儿褪去脏乱不堪的衬衣，与之高谈阔论自己沐浴之事、内服药，还有坐浴盆！"在英国人及其他西方人眼里，法国坐浴盆是其国民道德败坏的结果，用来在纵欲后清洗生殖器。

抽水马桶：面向未来

第一只抽水马桶不过是刚搬进屋子、装在屋角壁龛或狭小壁橱里的茅厕。冲洗时，人们拉动把手将汽水阀打开，水便从上方的贮水器中流下来，将厕所里的污物冲走。冲水马桶需与下水道相通，而这是一项相当昂贵的工程，还要有稳定的供水源，因此它只出现于为数不多的名门望族家里。

英格兰的安娜皇后（Queen Anne of England，1665—1714 年）命人在温莎城堡（Windsor Castle）自己的更衣室外不远处安置了一个抽水马桶。该马桶的座圈用大理石制成。然而由于缺乏汽水阀和阀门，水极少能将厕所冲洗干净，下方的排水道里也不断散发出熏天臭气。

18 世纪不少居民对室内抽水马桶的出现将信将疑。作家霍勒斯·沃波尔（Horace Walpole）坚信，只有腐化堕落的人才使用抽水马桶。沃波尔描述了自己 1760 年拜访依丽亚·雷丽亚·查得利（Aelia Laelia Chudley）一家时的情形，他说："不过，最令人惊奇的莫过于每间卧房里的厕所了：由一大块红木设计而成……带着坑洞，青铜制的把手，以及冲水开关，等等。我不禁说道，这是我所见过的最为荒淫无度的家庭！"

18 世纪晚期是"正宗"现代卫生设备的发端。对简陋抽水马桶的改进为下一世纪现代马桶的出现铺平了道路。始于亚历山大·卡明斯（Alexander Cummings）的发明物，终于约瑟夫·布拉马（Joseph Bramah）所做的调整，17 世纪末已预见了一个抽水马桶不再恶臭难挡的远景。

1775 年，伦敦钟表匠亚历山大·卡明斯获得了第一个抽水马桶专利。他的构思极大地改善了 200 年前约翰·哈灵顿勋爵那一尚很稚嫩的发明。卡明斯吸取了哈灵顿利用重力使水流加速的做法。更为重要的是，卡明斯构想了一个绝妙的主意：用水阀来确保座盆与向外输出管道之间的那个地带也不留污渍。封闭的系统可减轻臭味。

诚如霍勒斯·沃波尔的反应所示，新兴的抽水马桶并没有很快获得大众的青睐。除去对堕落腐化的顾忌不说，不愿放弃"久经考验"的封闭式马桶及便壶的也大有人在。

§

可别把约瑟夫·布拉马与印度那位被奉为神灵的精英或圣牛混为一谈，前者以其对马桶业所做贡献而成为重要的历史人物之一。多亏了布拉马，水才会在座盆中呈漩涡状转动，此举有助于将其中的污物清理干净，我们也才得以享用活板系统。布拉马式的抽水马桶存在的最大问题就出在他设计的活板上，一拉动机械手柄，它便滑动开来。遗憾的是，仅有的那些投入使用的抽水马桶都被安置在与主屋分离的茅房或茅厕中。寒冷的天气对于滑动活板来说是一场大灾难。可以想见，活板被冰冻后，污物会堆积很高。

1778 年布拉马设计出装有铰链的活板，它可使粪便得以清理，并随之将后方的空间封锁起来。到 1797 年为止，他已经造出 6000 只抽水马桶。考虑到当时英格兰 800 万左右的人口总量，这个数字并不庞大。伦敦城缺乏合乎规格的排水系统这一事实也延缓了抽水马桶的扩散速度。倘使某一街区有幸享有一个下水道，它也极可能与邻近街区的相去甚远。约瑟夫·布拉马再接再厉，又发明了水压机和安全锁。在其后的 98 年里，他设计的抽水马桶一直没能为后人所超越。

18世纪臭气难挡的瞬间

每段历史都为学者提供了异彩纷呈的关于卫生设备及卫生习俗的趣闻轶事。18 世纪也毫不例外。

§

莫扎特（Mozart）给他的表妹写了些奇怪的求爱信。其中一封的结束语为："好了，祝你晚安，不过先得在床上拉屎，让它无处不在。"

§

　　第一个靠马桶过活的家伙约翰尼（Johnny）是个流动小贩。这家伙游走于苏格兰爱丁堡城（Edinburgh）的街头巷尾，使劲儿叫卖。他在客人大小便时为其提供"隐私"。他身披宽大的黑色斗篷，手握便壶，高声叫喊："如欲方便，付半便士！"顾客来到他跟前，递给他半便士。顾客蹲坐在尿壶上之时，他便用大斗篷将其遮盖。

§

　　1796 年出版的一幅题为《国家厕所》（*National Conveniences*）的漫画展现了英格兰人对抽水马桶的无比自豪，及对欧洲其他国家的鄙夷之情。漫画中，英格兰人坐在自己的抽水马桶上，苏格兰人伏于水桶上，法兰西人蹲的是茅坑，荷兰人则在池塘里排便。

§

　　海洋成了人类可用的最为便利的粪坑。海员们面对的难题在于要找出利用海洋的安全方法。小型海船都依赖水桶，使用过后把它们浸到海里洗涤一番。稍大些的海船上，厕所里有个容器收集粪便，而后将其倒入大海。厕所让人享有隐秘空间，这在拥挤不堪的海船上尤其难能可贵。在海船上发现的另一装置便是位于船头（船的顶部）的一个可直接倒入水中的座子。航行途中，海船受到后方风力的推动，将厕所的座子置于船头，悬挂在海水上方，可防止粪便回溅到船上。不单如此，臭味也已小到极致。"船头"（head）成了"厕所"的同义语。

然而，海员但信不疑地使用茅厕座子时，可能会有各种危险。曾有多少人从船头跌落丧生，无人能知。风平浪静时一切安然无恙，狂风、惊涛并起之日，无辜者却常常被其吞噬。此外，一阵突如其来的向上的狂风可能使人浑身沾满了那些自己排出的污物。据悉，有些海员浑身赤裸地爬上座子，以保全其衣物。

§

18世纪欧洲人治疗疾病的方法并不比前几个世纪先进多少。中风患者被告知要喝下一杯来自体魄健康之人的尿液。尿与盐的混合物可令"性格"乖张之人变得温和。还有人认为，将人的粪便晒干、磨成粉状，吹入病人眼中，白内障便会消失。

§

佣人负责照顾贵族的各种需求，不论已要求的还是预料之外的。男仆与其主子形影不离到如此地步，乃至赢得了"跟屁虫"的绰号。仆人的职责在于料理主人个人需求的方方面面，且他们自以为这是宅子里最令人艳羡的差事。作为主人的贴身侍从，他要服侍主子沐浴更衣、盥洗蹲坑。晨洗时，侍从需备好一条干净毛巾、热水及盆子一只。傍晚时分，"万分荣幸"的仆人要给茅厕，或者人们通常所说的"舒展身心之处"铺上垫板。把厕所清理得一干二净、无臭无味，晚间他要做的最后一件事情便是在主子床前摆放一只便壶，备其夜间使用。

§

法国大革命中，资产阶级，或者说是中产阶级，在政治上将穷苦大众推到了反对贵族统治的前沿阵地。然而，在统治与被统治之外，中产阶级对贫困百姓及富庶阶层另有看法。封建贵族的化妆用品、使人憎恶的假发及浓烈刺鼻的香水，在中产阶级眼里都是其懒惰、放纵本性的体现。农夫们则走到了另一个极端，他们坚信尘土和粪便有益于个人卫生。资产阶级的作品，比如 18 世纪 80 年代的《健康之刊》（*Journal de Santé*），呼吁人们清扫环境，改善个人卫生。遗憾的是，他们的呼声全被当做耳边风。看来，发动一场政治革命比卫生革命要来得容易。

5. 维多利亚时代：体面而正经的便壶 （1800—1920 年）

> 下水道是个愤世嫉俗者，它控诉着世间的一切。
>
> 维克多·雨果，《悲惨世界》

中规中矩是维多利亚时代的重要标识。19 世纪英、美出版的文学作品悉数描述合乎体统的备餐之道，夫妻行周公之礼的合宜方式等。维多利亚时代人们的灵魂兴许纯净无瑕，其身体及市集街头则污秽丛生。贫民窟成了数以百万计为每日挣得区区几个便士而在工厂辛苦劳作的人们休憩之地。街头巷尾堆满了来自拥挤不堪的都市豪宅的垃圾和人类粪便。某些美洲国家的城市地图上标示出粪堆所在地，这也证实了它已成为一道持久的"风景"。市容整顿并不是政府考虑的首要问题。伦敦有条街长达 15 年未做清理。

19 世纪以前，西方国家政府制定卫生法令之例屈指可数，得以实施者更是凤毛麟角。牵涉粪便处理的法律通常只在流行病大为盛行后出台。然而，19 世纪首先爆发于英国，而后扩展到美国的工业革命期间，随着人群蜂拥流入大都市中心，市民、慈善机关和政客们都呼吁政府进行干预，营造一个有益健康的环境。作为对这一日益高涨的要求的回应，英国财政大臣宣布："卫生改造不过是纸上谈兵。"法国里昂皇家学院的一位官员断言，便座会令人们不再体面可敬，使道德风尚沦丧殆尽。

直至 19 世纪中期，欧洲和北美暴发了一系列天花、霍乱及伤寒流行病，人们才开始有所留意，并改进了卫生设备。确立卫生法规以抑制疾病蔓延进程迟缓，是因为学术界对脏乱不堪的卫生环境与疾病侵袭是否有关尚存争议。1854 年，英国医生约翰·斯诺（John Snow）追溯一场霍乱的根源，发现有个街区的水源遭到了粪便的污染。然而，斯诺未能找到具体证据来支持自己的论断，人们也不为所动。在病痛同卫生条件之间的联系未经证实的情况下，英国立法者们不愿因为批准建造下水道的法令而侵害了公民财产权。机遇来临时，比如火灾过后，城市规划者们便将有关下水道的条款包括在重建计划中。即便如此，在科学能够证明卫生设施的缺乏与疾病不无关系之前，人们所能做的也仅是细微的调整。最终，科学家罗伯特·柯什（Robert Koch）于 1883 年在显微镜下对霍乱细菌进行分离，证实了众多卫生改良者的信念。

待至 19 世纪晚期，马桶的黄金时代已然到来。一时间，每个人满脑子尽是马桶。设计师们开始迫不及待地将抽水马桶写进建筑计划中。发明家和创业者们争相垄断这一新兴市场。不过，鉴于维多利亚时代多以朴实端庄为重，经营个人生理需求之业也要求独出机杼、别具一格。

神经质的肮脏

要理解城市官员面临的浩大任务，那些为维多利亚时代的城市驱除恶臭的技师及创制者们必须深入了解脏乱不堪的居民生活环境。就连澳大利亚的城市，早年也未能逃脱人口膨胀及接踵而至的污物带来的困扰。

19世纪澳大利亚墨尔本城（Melbourne）的医生们提议用一个现代化的排水系统来取代排水沟。从城镇穿流而过的、敞开的排水沟散发出阵阵恶臭，该城由此获得了"臭尔本"城（Smelbourne）的绰号。虽然墨尔本城的人口密度仅为每英亩6人，伦敦则为每英亩40人，但墨尔本的人口死亡率远远超过伦敦。然而，人们一直将医生们的恳求束之高阁，直至19世纪90年代，墨尔本大都会工务局才得以组建，专门负责遏制排水道对周围河流的污染。现代化下水道和排水沟的安置减轻了水流污染，使墨尔本城的死亡率大为降低。

§

同以往一样，穷人们总是卫生改良最后的受益者。下水道和卫生间在富贵阶层及中产阶级街区已日渐普遍，贫民却仍在使用经济公寓或房屋后院里的公用便坑。人们用2300辆大粪车，才将巴黎经济租房中的便坑清空。里摩日（Limoges）则无人幸免，贫民窟有如中世纪那样成为天然的污物排放场。

巴黎的人口日益增多，中世纪狭小的街道和简陋的房屋与现代化进程的矛盾日渐突出。19 世纪中期，皇帝拿破仑三世（Emperor Napoleon III，1808—1873 年）赞成重新规划巴黎街区，将街道拓宽，使之可容一支浩荡大军通过。歌剧院（the Opera House）、亚勒区（Les Halles）和市集等均建于这一时期。更为重要的是，到 1870 年，巴黎城 805 公里的街道下多半都挖有下水道。下水道中的污秽排入塞纳河，河水把这些腐臭的粪便带给下游居民。

§

直至世纪之交，英国曼彻斯特城的住户继续倚赖"桶体系"（pail system）。该体系由众多木制油桶构成，它们被置于各家各户门前，收集居民便壶里的污物。病人家门口放置特别花色的油桶，提请人们留神疾病。

英国作家查尔斯·狄更斯（Charles Dickens）的小说以及美国记者兼摄影家雅各布·瑞伊斯（Jacob Riis）的《另一半人们的生活》（*How the Other Half Lives*，1890 年）一书中，描绘了 19 世纪新兴工业化城市贫民窟里孩童的生活境况，引起了人们的震动。一幅幅令人绝望的景象唤醒了中产阶级市民的良知。呼吁改善贫民生活环境、降低其死亡率的改良运动如火如荼地开展起来。克里夫兰（Cleveland）成立的基督教妇女禁酒联盟（1874 年）向当地政府施压，要求禁绝卖酒及酗酒，因为他们确信酗酒是一切罪恶、疾病及家庭破裂之根源。19 世纪晚期，美国经由"进步运动"（the Progressive Movement）进行的一场政治革新，将童工法条款写入国家法中，并鼓励人们推进卫生改良运动。19 世纪社会革新运动的强度与对污物的日益难以容忍两相适应。

穷困潦倒令人不顾一切。维多利亚时代，英国的贫困人群翻遍了泰晤士河沿岸的下水道和垃圾堆，在粪肥里觅食果腹、搜寻有用之物。这种行为如此普遍，乃至他们成了赫赫有名的"拾荒者"。

童工现象在维多利亚时代的英国极为常见。他们在工厂里随处可见，八岁童工每天的佣金为几个便士。不少儿童充当起城市各处的"宠物粪便清理器"。他们徘徊于伦敦城的街头巷尾，收集狗的粪便，卖给制革工人鞣革。

§

尽管城市的过度拥挤、疾病蔓延和臭气熏天等现象有增无减，很多人仍试图无视这种种不快。维多利亚时代，人们都崇尚谦卑有礼的行事之道：愤怒或任何激烈的情感表露都是为人唾弃的。于是，这一时代的人都费尽周折地克制自然的情感体验和生理机能。长辈对已达适婚年龄的女儿提出忠告时不无成见地说："切勿享受性爱，孩子，只消合上眼帘想想英国。"诚然，陈腔滥调极少能反映真实情况。但在排便一事上，维多利亚时代的人确实竭尽全力遮掩此举。

19 世纪的家居摆设掩盖了不得不用、却又令人不快的便壶的存在。他们制造的家具让人不禁想起了詹姆士·邦德（James Bond）的玩偶。每个看似平淡无奇的橱柜后面都隐藏着不少机关和暗门。1833 年，约翰·路登（John Loudon，1783—1843 年）笔下的"盥洗盆"藏在一个梳妆台里，盆架开口处可放一只脸盆、一个肥皂碟，还有一只梳妆盒。梳妆台的底部用四脚支架支撑着。其下的空间可容纳一口大罐子、一只盆子和一只便壶。乔治·杰宁斯（George Jennings）设计了一个集坐浴盆、脚盆和便桶于一体的器具。这一包罗万象的创造物可倒转使用，可合成一件，占用的空间极少。

19 世纪制作的封闭马桶和夜桌，尽可能地转移人们对出恭之举的注意，转而聆听起乐曲来。有种封闭式马桶会在桶盖开启之际奏起室内乐。打开门柄使用便壶时，夜桌内会响起美妙的乐声。维多利亚时代的人们认为生理机能相当令人发窘，音乐的掩饰消除了排便之声被人听见的忧虑。

§

英法百年战争于 1453 年宣告结束，然而接下来的唇枪舌剑又持续了好几个世纪。在维多利亚时代，英国人多番指责法国人放荡不羁和粗暴无礼。1810 年游历英国的法国人路易·西蒙回敬了英国人的鄙夷之辞。在其游记中，西蒙尽数自己目睹被访的众多英国家庭将便壶或封闭马桶置于餐厅一角时的惊诧。他写道，英格兰人使用这一器具时毫无愧色，甚至时常与宾客谈笑风生。显然，此时法国人已然将自己的"法国礼仪"输出他国了。

让-安德姆·布瑞雷特-萨瓦林接过上述谴责英国人粗鲁可憎的话题，将英格兰人对便壶的尊崇之情描述如下：

　　　　这一"奇特的工具"已被享用数载，不光为就餐者所用，更是乘坐四轮马车旅游观光的绅士（锡镴或白银便壶）、海船船长（锡镴或白银）和端坐在法官席上的审判长（锡镴，间或为瓷瓶）的方便之所。如今它却被搁置一旁，尽管夜晚的英国，皎洁的月光会照亮一字排开、身着晚礼服的人影，在雪茄烟雾的萦绕下，蹑手蹑脚地向粪堆进发，或是如行刑队一般，面对玫瑰花坛站成一排。

§

19世纪中期，谦虚体面主导着法国人的生活，就如同其主宰维多利亚统治下的英国那样。法国司法部长皮南德（Pinard）认为，作为公众行政官，自己有责任维护良好的道德风尚。他将矛头指向一切社会领域的伤风败俗行为。为尽其本分，1857年，皮南

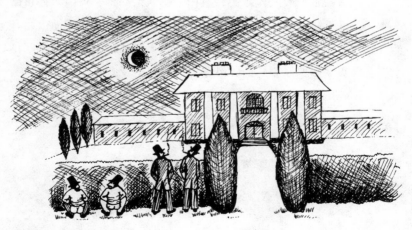

"小憩"中的英国贵族

德以撰写小说《包法利夫人》（*Madame Bovary*）为由，将古斯塔夫·福楼拜（Gustave Flaubert）逮捕。

接到他人对某个便壶制造商的告发，皮南德调查了该便壶制造商，盘问其是否有猥亵之物。该制造商曾生产过一只内侧底部画有一只巨眼的便壶。眼睛旁刻着"我看见你了"的字样。皮南德一点儿也不觉得有趣。这位司法部长逮捕了该名制造商，并判处其一个月监禁。

在与放荡不羁之风的斗争中，皮南德决不是孤家寡人。瑟纳夫人（Madame de Celnart）建议读者清洗自己的隐私部位时要紧闭双眼。

§

法国人或许已丧失幽默感，英国人则诙谐如常。英国人将自己一本正经的性格赋成了一首婉言诗，该诗因提及茅厕之用而引起轩然大波。维多利亚时代一位籍籍无名的诗人描述了一个向古罗马排水道女神克罗阿西娜膜拜的、风趣无比的朝圣者：

> 啊，克罗阿西娜女神您掌管此地儿，
> 笑容可掬地望着您忠实的信徒儿，
> 让我的贡品温和紧实地流出，
> 既不粗鲁奔泻，亦非迟缓顽固。
>
> 　　　　　　　　　《便庙》（*Temples of Convenience*）

时代英豪

宇航员是称雄 20 世纪的勇士，而在 19 世纪，马桶创制者则成了人群当中的巨人。就连皇亲国戚，也深为这些神勇的抽水马桶业者所折服。

1871 年，威尔士亲王（the Prince of Wales）进一步推动了卫生设备的革新。王子殿下在拜访女伯爵龙德斯波露（Londesborough）时染上了伤寒。经追查，疾病感染源来自女伯爵家中的污水管。威尔士亲王险些死于伤寒，就如其父阿尔伯特亲王（Prince Albert）在 1861 年那样。女伯爵的另外两位访客因伤寒致死。兴许亲王会这样感叹道："假使不做亲王，我倒宁愿自己成为管道工。"卫生设备的改进从此成了天经地义之事。

§

在卡明斯及布拉马开天辟地的发明的基础之上，三位英国马桶业者将马桶变成了一种现实可行的产业。这抽水马桶的"三剑客"分别为：乔治·杰宁斯、托马斯·克拉普尔（Thomas Crapper）及托马斯·杜艾福（Thomas Twyford）。事实证明，他们成为英国最为卓越的马桶业者。19 世纪的这三位马桶创制者并未设法构思一个别出心裁的马桶体系，而只是从细节上对已有的"布拉马"式马桶进行修补，直到原有的不足都得以完善。

乔治·杰宁斯设计了一种虹吸管状的下冲式马桶，极大地加强了进入桶盆内的水压。较之先前的样式，奔流而下的水将桶盆洗刷得更为干净。托马斯·克拉普尔发明了一种可拉开无阀水箱的链条，既减少了噪音，又节约了用水。托马斯·杜艾福的功勋则见诸于马桶的外观。杜艾福去掉了覆盖在抽水马桶金属部件上的木制座椅，将整个装置用瓷器包裹起来。向瓷器跨出的这一步，赋予马桶全新的审美及功能值。瓷器马桶使冲洗变得方便多了。不仅如此，杜艾福设计的马桶还个个雅致大方。有狮子、海豚及花卉等各种造型。

上述马桶业者的功绩可不容小觑。前辈传承下来的马桶由铸铁碗构成，通过拉动手柄放出水箱中的水加以冲洗，并直接冲入下方的排水道中，也仍未找到防止下水道中的气体渗入房屋的有效之法。事实上，旅店客人们根本无需询问那一楼层的"便座"所在地。用鼻子一闻，即可知晓。

§

建筑结构上的缺陷给 19 世纪晚期的居民制造了不少卫生难题。房屋所有的排水管、厨房、浴缸和抽水马桶等都与一条导向下水道管的主污水管相连。不幸的是，排水管并未安装疏水阀。整幢房子，甚至流水，都弥漫着恶臭及细菌。除此之外，简陋的通风系统也使臭味愈发难挡。

一旦阻塞，即使 19 世纪那些已然习惯于下水道气味的人们也不免为之不快。管道工们将薄荷油滴入管子，以查找管子的漏洞。薄荷味儿盖过平素的恶臭时，人们可稍松口气。漏洞百出的排水管和下水道妨害极大。集结起来的沼气很可能危及屋主和正在检测堵塞处的管道工。

维多利亚时代马桶粗糙的设计和通风设备的缺乏，使得修理管道变成一份颇为危险的差事。即使侥幸熬过上工期间染上的病痛，管道工也极可能死于爆炸。老鼠成了管道工的朋友。下水道里出现老鼠意味着一切安好。若发现老鼠尸体，则说明气体有毒，并且擦火柴可能引起爆炸。粗糙简陋的抽水马桶，提供了滋生诸如霍乱等经由饮水传染的疾病的温床。与下水道成钩状相连的房屋也不能幸免，虽则最初的排水沟都由砖块砌成，流动极为缓慢。

§

埃德温·查得维克（Edwin Chadwick）是 19 世纪英国首屈一指的卫生改革先驱。1842 年，查得维克发表了一篇名为《英国劳动阶级的卫生状况》(*The Sanitary Conditions of the Labouring Classes in Great Britain*) 的总报告。该报告着力论述了过度拥挤的生活环境、人类粪便的不当处理，同痢疾、霍乱和斑疹伤寒等疾病有着莫大的关系。至关重要的是，查得维克提议建立先进的下水道系统来缓解这一问题，他进而强调，前述疾病的预防，仅需每户人家支付 4 英镑。

伦敦政府对查得维克的报告书及 1848 年暴发的那场霍乱作出了回应，对该城的下水道进行了调查。其结果相当令人震惊。有一条下水道里尽是死猫、死狗、死老鼠、屠宰场的残骸、马粪、骨灰、平底锅、瓷器、砖块，还有其他垃圾。根据查得维克的报告书，伦敦政府制定了其首例《公共卫生法案》(*Public Health Act*)。

该法案并未严令政府采取行动铲除伦敦城的污物。但其后的卫生法案列入了要求进行疾病控制的条例。其中最具历史意义的条款要求当地政府使用下水道系统、关闭那些从倾倒垃圾的河段提取饮用水的工厂，从而为处理人体粪便创造条件。1872 年，伦敦立法机关通过《市政府水质条例》(the Metropolis Water Act)，将 8 家各自独立的供水公司合并为一家。向着合乎标准的排水体系迈进，是为所有市民谋取福利过程中的首要任务。然而，技术性问题却几乎引起公共下水道系统的崩溃。政府要求人们使用带防水阀门的抽水马桶，以阻止水流停滞不前，滋生疾病，并减少阀门不紧所导致的水质流失。如设计不当，排水系统很可能成为伦敦郊区病害的导火索之一，而不是减少伦敦城流行病的发生。

如今已名满天下的托马斯·克拉普尔响应了改进抽水马桶这一呼吁。1884 年，克拉普尔发明了"无阀节水器"(the Valveless Water-Waste Preventer)，完善了马桶的阀门系统。如名所示，无阀节水器能防止阀门松弛时水箱漏水。克拉普尔这一发明的新颖之处在于，水可以在没有滑阀的情况下自动重新装满。拉链系在水箱上方一圆形便壶上，一拉此链，水便流出。水沿着管道往上流，取代了管道里的空气。水流运动产生的力量排空了水箱，将水送到冲水桶中。该发明以"拉放"(Pull and Let Go)系统著名，因为用户无需一直拽着拉链，直至槽中的污物被彻底清空。其成果在卫生领域的重要性为他赢得了女王授予的爵士身份。不过，由于其专利含义混杂不清，托马斯·克拉普尔并未成为一个家喻户晓的名号。为此我们得感谢美国军队，是他们令克拉普尔这一名字变得"臭"名昭著的。

第一次世界大战期间，驻扎在英格兰境内的美国兵留意到伦敦城抽水马桶上的一种图案。多数抽水马桶上都贴着"托马斯·克拉普尔公司"的邮票。战后从英国重返故里的美国大兵们带回了一个新词儿："克拉普"（Crap），或是"克拉普尔"（Crapper）。这种低俗的遣词方式来源于年轻人的说法："我要去克拉普尔。"（上厕所）

早在托马斯·克拉普尔在伦敦近郊的马尔布尔（Marlbourgh）开店经营以前，乔治·杰宁斯便得以说服阿尔伯特亲王，让后者应允他在 1851 年的水晶宫展览会（Crystal Palace Exhibition）上展出一只抽水马桶。杰宁斯断言："一个民族的文明程度可以通过其居家陈设及卫生器具加以衡量。"不幸的是，维多利亚时代的人们都对公开展览抽水马桶难以苟同。人们复制水晶宫时，并没有安装杰宁斯的抽水马桶。

虽然如此，1859 年约翰·杰宁斯仍看到了一个有利时机：将自己发明的抽水马桶同新建的排水系统连接起来，改善公共卫生。由于他的持之以恒，至世纪之交，其发明的装有"下冲式"马桶的公共厕所，已然在美国、阿根廷、南非及墨西哥等世界各国的火车站、公园和其他公众通道上大放异彩。作为首批现代公厕，它们通常都隐蔽在拱状关卡、柱子、挡板及灯光背后。不少公厕建在地下，以免触怒那些"脆弱敏感之人"。杰宁斯的公厕设想还包含一名服务员，此人收取 1 便士的工钱，为顾客提供干净的擦手纸、一把梳子，并用一片湿润的皮革擦洗使用过的座圈。此外，一位擦鞋匠也会在一旁听候客人差遣。

游历欧洲的游客们可看到这些建造于世纪之交的公共便池。这些便池坐落在街道繁华地段的十字路口处，抑或公园里头，通常被称为"小便池"（pissoir），只招待男性。小便池没有门，仅在地面上挖出一条阴沟，让男人们迅速办事，然后继续上路。

§

19世纪皇族们钟情的马桶则是"奥普提马斯"（Optimus）。它被安装在白金汉宫（Buckingham Palace）、温莎古堡（Windsor Castle）和汉普顿宫（Hampton Court Palace）等地。俄罗斯沙皇、泰国国王及威灵顿将军等人都拥有一只奥普提马斯。奥普提马斯为斯蒂芬·赫耶（Stevens Hellyer）1870年所发明，它是一种带阀的抽水马桶，为掩藏管道，其整个器具都被安置在一把椅子里。

§

创制抽水马桶过程中所用的试错法（trials and errors）可能会令那些视这一装置为理所当然之物的现代读者瞠目结舌。只有不断试验新的发明，马桶的质量才会得以提高。为测定马桶冲洗污物的力度，人们将大小、重量各异的物体置于其中冲洗。杰宁斯用10只苹果、1块扁平海绵和4张纸来试验自己的"底座瓮"（Pedestal Vase）。试验大获全胜。其底座瓮在1884年的保健博览会（Health Exhibition）上获得金奖。一位名叫申克斯（Shanks）的马桶业者创制了一种比杰宁斯的发明成本更为低廉的底座瓮。有必要对这个便宜马桶进行测试。他抓起自己助手头上的帽子，扔进马桶里冲洗下去，并大叫道："成功了！"

杰宁斯无愧于马桶之父这一称号。他的"世纪之厕"改善了冲水的虹吸管系统，成为现代马桶的模板。虹吸管运动使水流在缓慢的洗涤之后旋即进行快速冲洗，桶盆被清理得更加洁净。

§

除了下水道漏气、管道爆炸和疾病丛生等困扰，新型抽水马桶所带来的最令人难堪的窘境便是其发出的噪声。抽水马桶冲水时发出的巨大声响会向整个街区的人宣告，有人适才用过马桶。水在管道里奔流而过，房屋也不由得震颤起来，此时诸如"抱歉，我将烤饼从烘箱里取出来"糊弄不了任何人。找到一种方法来消灭马桶噪音成了维多利亚时代公众面临的当务之急。遗憾的是，这些中规中矩的市民们始终一筹莫展。在下个世纪到来之前，他们未能发明出任何稍微温和、缓和或安静些许的抽水马桶。

抽水马桶所带来的种种困扰——缺乏充足的水源、臭气熏天，以及巨大声响——使其他排泄器具也兴盛起来。英国的穆勒牧师（Reverend Mouler）创制出"漏土马桶"。该马桶采用"悄无声息"的泥土或者灰烬，而不是声势浩大的水流，来清理桶盆，其造型酷似抽水马桶。拉动手柄，一个漏斗状容器便撒下灰土，盖住座圈下方桶盆里的粪便。

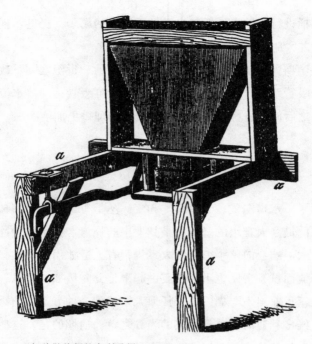

1860 年穆勒牧师的专利马桶

§

　　博士维维安·普尔（Dr. Vivian Poore）独创一种生态型马桶。他在《住宅》（*The Dwelling House*）一书中对该马桶进行了描述。生态马桶与漏土马桶颇为类似，也采用泥土来击打粪便。此外，还备有一个箱子，用来将粪便做成堆肥。为完成整个流程，普尔博士提议在近旁种植一棵榕树，好用其叶片做手纸。

法国下水道

法兰西早年的排水道同街沟相比没什么两样。因其大为敞开，且并不深阔，暴雨来临时排水道便会泛滥溢出。那些被称为"征收过桥税的盗贼"（pontonniers volants）的人会设法从中渔利。他们将厚木板架在排水道上供行人穿过街道之用，并收取少量费用作为酬劳。早期排水道的数目有限，且往往都为私人专属。因此，法国的排水道也极少得以延续。

巴黎城开始将排水道建造在街道底下后，这些使人反感的地道很快便成了该城不法之徒的避难所，甚至家园。小偷们抢劫路人或盗取店主财物后，就溜进下水道深处，确定后面必无追兵。市民们对下水道恐惧有加，把它视做是一个地底下的罪犯。维克多·雨果认为下水道的氛围其实就是一种文化。在其作品《悲惨世界》中，雨果写道："人类历史反映在下水道的沿革与变迁中……巴黎的下水道早已陈腐不堪。它已经变成了一个坟墓；变成了一间藏污纳垢之所。累累罪行、叛国通敌、社会抗议、道德观自由、偷窃盛行，人类法律所控诉和曾经控诉过的一切，都隐藏在这个深渊里……"

法国大革命期间，下水道作为恶名昭著的遁所，愈发为人所知。传说革命家让·保罗·马拉（Jean-Paul Marat）革命期间曾藏身于巴黎的下水道中。这种关于他藏身其中的说法倒是与马拉创伤累累、久难愈合的病态容貌以及令人窒息的体臭相当吻合。

雨果在《悲惨世界》中借一位巴黎官员之口，描述了18世纪早期该城的下水道境况："在这种臭气弥漫的环境里，灯笼极少能点着。下水道清理工也不时头脑发昏、失去意识。有的路段险象环生：泥土已然散泄，砖瓦已经碎裂，排水沟变成了污水坑，没有什么是坚实可靠的。"

英国公共卫生事业的领航人埃德温·查得维克在总结巴黎环境时说道："金玉其表，败絮其中。"查得维克说得一点儿没错，然而19世纪中叶巴黎下水道的名声发生了天翻地覆的变化。

§

在拿破仑三世统治时期实施的大型工事项目中，巴黎的下水道系统被扩展到了全城内外，且建得较为宽阔，足以让人直立行走，船只和推车亦可全程通行。1789年法国大革命前，巴黎的地下排水道长16英里；1840年，下水道系统长达60英里；1853年长度增加到89英里；接下来的几年里，该系统的下水道又延长到480英里。那场霍乱流行病的暴发及日益进步的卫生改革观促成了下水道系统的迅猛发展。负责施工建筑的工程师们则扩大了下水道的规模，并倾其全力研究出高效的地下通道清理方法，从而改进了原有的下水道模式。

巴黎人对新建的下水道工程这一功绩的迷恋程度可与古罗马政治家阿格里帕相提并论，阿格里帕曾游览过马克西姆下水道全程。政府希望能增大下水道的效用，于是鼓励人们前来观光旅游。葡萄牙国王游览此地后，它便成了上流社会的一处旅游胜景。游客们可乘坐马车、小船或用来清理下水道的车辆观赏隧道。灯光照亮了昏暗的地下通道，由于水的流速较快，通道内的臭味也微乎其微。

《欧也尼·贝尔格朗历史颂词》（*Eloge Historique d'Eugène Belgrand*）的作者贝特朗（J. Bertrand）认为，巴黎下水道一小时游的感觉难以言喻："乘坐一叶扁舟，观览气味已被冲淡的下水道的魅人之处，并不似传闻所言那般宜于消遣。"一位贵妇补充道："美丽可爱的女士则为下水道增添了一笔重彩。"亲临现场观摩下水道系统非凡魅力的风俗一直延续至今。今日到巴黎观光的游客仍可游览其下水道。

皇室的尾巴

19世纪也流传着不少关于贵族使用马桶的趣闻轶事。其中有的故事略显荒诞离奇。

§

与普通人毫无二致，皇亲们也患上了阴茎妒忌症。一位朝臣讲述了当时担任威尔士亲王的英国的乔治四世（George IV，1762—1830年）的这段趣事。"他（威尔士亲王）的故事之一是关于其皇兄粗大无比的阴茎的。乔治在某晚与其兄乘坐马车同行途中发现了这一事实。其兄要小便，他直接从马车窗口把尿撒出去，尿仿佛从喷泉里涌出似的奔流不止，车夫则快马加鞭，以躲避他料想中的一场暴雨！"

§

没跟城市排水沟相通的房屋则依赖粪坑。先前时代粪坑存在的诸多弊病在维多利亚时代仍未见好转。千家万户的粪便堆积起来的后果异常惊人。

维多利亚时代，女王个人生活及道德理念都成了英国公民竞相效尤的楷模。维多利亚女王与阿尔伯特亲王共结连理之事更是被传为佳话。他们携手共度了 20 个春秋，养育了 9 个孩子。1861 年阿尔伯特亲王不合时宜地死于伤寒，这对于女王来说无异于一场浩劫。丈夫死后长达 40 年，维多利亚女王始终身穿黑色悼念服。为留住他的往昔种种，女王在英国各地建造了雕塑和纪念馆。她甚至下令不许移动温莎城堡二人寝宫里的一草一木，将时间有效地冻结在了 1861 年。

不幸的是，将温莎城堡中一切维持原样的命令并未将茅坑排除在外。阿尔伯特亲王过世后的数十载里，没有一个茅坑得以清理。茅坑很快便满溢出来。53 个泛滥成灾的粪坑助长了疾病的滋生及城堡中仆从、住户的死亡。

§

粪坑泛滥成灾并不稀奇。一天夜晚，一位贵族设宴款待其位高权重的友人们。他站在自家庄园门口迎接前来赴宴的宾客。大伙儿都穿着节日的盛装，对即将到来的晚宴翘首以待。正值此时，这位贵族看到一辆马车朝着庄园奔驰而来，地面却仿佛崩裂开来，要将马车吞没。他不禁尖声高叫起来。马车从粪坑上方奔驰而过，碾出了一个开口。车内乘客被湮没在粪坑里，一命呜呼，贵族先生则无计可施地呆立一旁。

§

女王总是受到万人的蒙蔽。与阿尔伯特亲王成婚后不久，维多利亚女王便发现了手纸。建造下水道之前，各种污物和手纸都被直接丢弃到河里。1843 年，女王访问剑桥大学途中，在伦敦三一学院（Trinity College）院长怀威尔博士（Dr. Whewell）的陪同下沿着河岸走了一圈。维多利亚女王瞥了一眼桥梁，问道："这些顺流而下的纸张是怎么一回事？"怀威尔不想让女王难堪，遂答曰："那些，夫人，是禁止在此游泳的告示。"

§

对抽水马桶的不断革新，促使女王加冕典礼的策划者们在威斯敏斯特教堂（Westminster Abbey）里安置马桶来迎接这一盛典。组织者们为这一现代化的便利设施感到无比自豪，他们确信自己已然解决了大型聚会里那个古老的难题。此时一个持有怀疑态度的人提出了自己的看法。假定，人们正在为女王加冕，马桶也在同一时间冲水。其噪音想必振聋发聩、令人尴尬。皇宫守卫和官员共同用分贝读取仪进行了一场试验，测量一次"皇家冲水"是否会扰乱这一盛事。结果是这类祸事不会发生。试验表明，冲洗马桶的声响不会传到维多利亚女王举行加冕典礼那个大厅里。

1850 年，维多利亚女王有了一列专属列车，供个人旅行之用。这列尊贵列车的客厅式车厢幽僻处有个洗手间，"厕所"则隐藏在沙发里。1874 年，抽水马桶首次出现在特等列车上，并最终于 19 世纪 80 年代扩展到第三等级的列车中。

工业革命期间英国创制出不少新技术，然而并非所有与工业相关的行业都是现代才发明出来的。英国人的做法与亚洲人和古罗马人相仿，他们收集尿液做工业之用。18、19 世纪，尿液被用来漂白毛织品。当时英国的毛织品业相当兴旺，因而需要大量的尿液。厂主们向本镇居民提供大桶来存储尿液。尿液每周收集一次，居民则为这项服务收取一定报酬。用来制作毛织品的尿液被称为"蓝特"（lant）。

清洁，美国作风

据说，美国诗人朗费罗（Henry Wadsworth Longfellow，1807—1882 年）在自己家中安装了美国第一只抽水马桶。而美国政府直到 19 世纪 70 年代才正式开始从英国进口马桶。美国制造商们发觉这些英国的进口货价格不菲，于是决意进军马桶市场，用本土的替代进口。一开始，美国的马桶比英国的差远了。英国马桶新颖别致，他们的马桶式样则有些粗制滥造，且最初是由陶器制成。事实证明，可装在马桶里的坚实无比的瓷器桶盆是很难生产的。

纽约的托马斯·马多克（Thomas Maddock）是创制出瓷器马桶便

盆的第一个美国人。1873 年，他进一步完善自己的设计，降低生产成本，从而摆脱了同高质量的英国产品的竞争。为兜售其瓷器便盆，马多克将一麻袋 50 磅的重担扛于肩上，在纽约城挨家挨户进行推销。其不屈不挠的努力没有白费，他的马桶生意也红火起来。

§

翻阅 19 世纪晚期的报纸杂志目录，人们就会发现，顾客至上原则其实由来已久。每一页目录上都有好几种款式的卫生设备可供选择，其品种比当前市场上的还要丰富。现代技术生产出的电子配件不过比上一年的样式稍有改进，同理，世纪之交的便器业也仅为消费者提供了全新的"拉屎"方式。有虹吸管喷式马桶、下冲式虹吸管马桶、漏斗弯管混合式以及室内药剂马桶等。

有了室内药剂马桶，人们就不必再穿过泥泞前去厕所了。这种马桶保证"保护您孩子的灵魂"。药物和水的混合物可用来清洁马桶和防止臭味。由于采用化学药品，任何人跌落其中都会被烧成重伤。

贝茨公司（Bates Company）迈进了含苞待放的卫生设备市场，1846 年它开始出售雷顿专利注射座椅（Leighton Patent Enema Chair）。设计该注射座椅的初衷是要取代注射器，它看起来跟普通的扶手椅没什么两样，不过安装了一个注射器。患者可一直坐着，注射任何所需剂量的液体。

为茅坑欢呼

由于抽水马桶对寻常百姓来说过于昂贵，19 世纪绝大多数美国人解决生理需求时仍信赖茅厕。房屋都背向而建，以便共用一个茅坑，茅坑通常位于两家后院的分界线上。有些人家把粪坑建在屋子底下，如此一来人们便可足不出户。不幸的是，鼠类、恶臭和疾病却经常伴随这种便捷的安排而生。凯瑟琳·比奇尔（Catharine Beecher，1800—1878 年），著名作家斯托夫人之姐，在家庭主妇系列丛书中阐发了自己的厕所观。作为妇女教育革新运动的倡导者，凯瑟琳·比奇尔认为女性有必要接受家政学方面的教育。据她所言，女性在家中最具影响力。因此，妇女应当具备家居摆设、布景美化及煎炒烹炸等项技艺，才能为自己的家庭营造最为温馨美满的环境。

在其作品《论家政，写给持家及求学的年轻女士》（*A Treatise on Domestic Economy, for the Use of Young Ladies at Home and at School*）中，比奇尔论及保持屋子整洁的相关问题。她建议人们为此搭建两个茅厕。茅厕应依房屋后墙而建。可较好地实现通风，而不致引来蝇虫，方法是：安装一扇窗，可在必要时打开它，还有一道弹簧门，此门可将逗留厕中的人紧紧封闭。除了让家人感到方便舒适外，比奇尔没有提及搭建两个茅坑的缘由。不过，需要两个茅坑这一点倒是与维多利亚时代在一切亲密行为上都将两性区别对待的倾向不谋而合。

§

19世纪纽约州的卫生问题体现了与移民潮所带来的人口剧增现象相抗衡的城市规划者们面临的诸多挑战。当城市的发展跟不上人们制造的污物数量的增多时，生活环境便急剧恶化。早在18世纪，垃圾和下水道治理就对城市规划者构成了挑战，截至19世纪，治理问题已经严重到无以复加的地步。同这一时期其他大城市一样，纽约州的人类粪便的收集与处理成了问题的中心。

纽约州制定了法规，责令公民以市政府许可的方式处理污物。公法宣称，茅厕应当用砖块、石块或木材搭建，应与房屋有一定距离，并定期进行清理及消毒。应在茅坑里撒些许石灰，以分解有机物。根据法规，巡视官们可随时闯入某间房屋行使职责，而无需知会屋主。

1871年，议员们把一个下水道委托给市政府管理。为支付该下水道管理费用，政府向房东征收了一笔税费。不少房东拒绝将自家的房屋与下水道相通。他们认为下水道是一件奢侈品，其房客不配享用。因此，纽约州的下水道系统零零碎碎地扩展开来，那些富贵人士所在街区则最先与之相连。

§

茅坑用来积存租户和私人住户夜壶里的污物。随着城市规模的增大，粪坑也时常需要清理。往往被称做"清道夫"的夜工负责将粪坑中的污秽清理到马车中，而后将一满车的粪便倒进周围的水域。这种污物处理方式引发了令人憎恶的臭味。更有甚者，从城墙上扔下的粪便使停泊于港口的小船也深受其害。不少海船因此沉没。

市政府成立清道夫监督办公室来规范夜工行为，并防止其将污物倒入河流。在另觅处理粪便之地的过程中，纽约州的官员们发现了新泽西州。从"大苹果"（the Big Apple，纽约城的别称）的茅坑里收集到的污物被小船全数运送过河，倒到新泽西去。

然而，新泽西能容纳纽约州粪便也相当有限。必须发掘新的处理方法。求助于赋予其自由女神像的那一国度，他们考察了法国人再循环粪便之道。法国人用一种堆肥法，"人粪粉"（Poudrette），把下水道中的污物变成一种沃肥，或叫大粪。牲畜粪肥向来被用作肥料，但很多人反对以同样的方式处理人类粪便。人粪粉被市政会投票否决，市政府始终对把人的粪便加工成肥料反感至极。幸而，新技术向人们伸出了援助之手。新世纪伊始，纽约州的下水道便与大部分房屋连通起来。此后不久，更为科学的粪便处理方法使得纽约州继续将污物倒入水域成为可能。

§

在纽约州工作素来危险重重。19世纪初，很多夜工干活时遭到抢劫。人们雇用警卫在夜工清理粪坑时保护他们。新兴技术逐步替夜工消除了这份差事的某些骇人之处，随着真空吸粪机器的出现，粪便能够被吸到一个大容器里，清道夫再也不必亲自站到粪坑里去移动污物。他们发觉自己的工作不那么令人厌恶了。

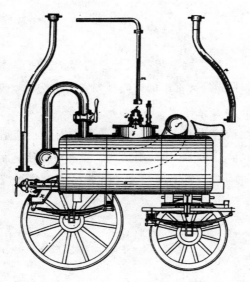

1850 年戴奇（F. Daitchy）发明的真空吸粪器

从便坑里发掘物品是了解古人生活习性的一种饶有趣味的方式。近来在纽约州住房粪坑里出土的文物表明，19 世纪中期纽约中产阶级的饮食主要有：炖牛肉、鱼肉、面包、马铃薯及水果等。当时流行的调味品为英国的腌制品、法国的橄榄，还有美国的酱汁。

便坑还泄露了其他秘密，比如某位房客将自己的头发染黑，另一位则受到呼吸性疾病的困扰。严禁将垃圾倒入粪坑，但大多数人对这一指示置若罔闻，仍把粪坑当做垃圾堆。人们在粪坑中发现了 17 只便壶，真让人哭笑不得。

§

粪坑四面圈起，坑里污物又极易引爆，这使爆炸的可能性大为增加。日新月异的大都市的市政规划者们清醒地意识到了这一隐患。1855 年，布鲁克林城（Brooklyn）下令，必须依照相关的建筑规定来搭建便坑："即日起，灯火可及范围内禁止建造阴沟、便坑或污水池，除非上述设施由砖石造成，且尽可能使它距离地面至少10 英尺深。如有发现拥有或搭建上述设施者，将予以严惩，罚款50 美元。"

§

在穆勒牧师发明漏土马桶之前，中央公园（Central Park）成了公共厕所。19 世纪晚期，为防止中央公园遭到污染，城市管理者下令生产了 100 多只漏土马桶。

19 世纪整个纽约州都处在无法无天、狂热无比的"沼泽天使"（Swamp Angel）的白色恐怖下。这帮匪徒的名号源于其一贯的犯罪手法。他们利用下水道系统到达并逃离犯罪现场。

§

科勒公司（Kohler Company），美国卫浴用品的先锋之一，其历史可回溯到 19 世纪晚期。该公司由来自奥地利的移民约翰·迈克尔·科勒（John Michael Kohler）在 1873 年创建。从一种可对折成色彩斑斓的拱形洒水槽的浴缸开始，科勒逐步在方兴未艾的卫浴用品市场里进退自如，恣意驰骋。身为 6 个孩子的父亲，科勒将自己的公司发展成从世纪之交传承至今的为数不多的几个家族产业之一。

§

美国西部是美国精神的绝佳体现。西部地区的卫生设施证实了殖民者们财迷心窍。很多移居西部的人都认为自己只是暂住此地，除非哪天发财致富了。由此，排水系统等便利设施也就被忽略了。

根据 19 世纪 80 年代图森城（Tucson）一名男子在告知如何找寻市长私邸时给出的如下指引，很难把拓荒年代的美国西部想象成一个罗曼蒂克的地方。"你要去市长家？嗯，听着，就沿着你所在的这条街往前走，穿过卢恩宫，一直走到你右边的第二个粪堆，跟着向左转，路过邮局，在路的中央你会看到一具驴子尸体，其左边有一棵牧豆树，市长的庄园就在一家墨西哥小卖部附近，路的尽头。你不会错过它的……"［选自《弯曲的边缘》（*On the Border with Crook*）］。

§

西雅图（Seattle）是 19 世纪西部拓荒史上传承下来的木材镇，市民们一直以此为荣。如今西雅图备受青睐的旅游方式便是游览地下城，老式马桶则是其中最为精彩的部分。西雅图城起先坐落在海平面以下的一小块陆地上。城镇规模日趋扩大，使脏乱不堪的街道免于洪水侵袭的难度亦越来越大。在低地上建造城市困难重重。与僧侣们建在潮汐泛滥的河面上的茅厕一样命运不济，西雅图的马桶也时常受普捷湾（Puget Sound）潮水侵袭，巨大的潮水使很多马桶内的水骤然升起三英尺高。

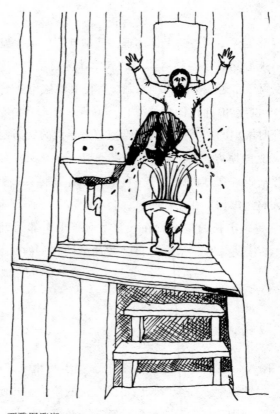

西雅图涨潮

　　试图去除这一弊病的诸多措施显示了殖民先驱们的顽固本性。市政府将先前城里的街道筑高了 10 英尺。店铺老板们却不肯舍弃自己的商店，也拒绝修建与街道同高的入口。人们从店铺穿过街道时不得不借助梯子。有的梯子高达 13 英尺。

6. 20 世纪: 千姿百态的便器（1920 年至今）

> 坦率地说，那些飙升的，得降下来；进去的，则应当
> 走出来。
>
> —— 1995 年 5 月，程华楠（Ching Wah-nan，音译）
> 在香港国际马桶专题研讨会上对公厕如是说

根据事物的自然选择作用，盥洗室在现代家庭中异军突起已成必然之势。与拘泥于形式的餐厅不同，盥洗室更趋向于成为一种必需物，不会轻易销声匿迹，或为他物所取代。新型房屋设计更体现了盥洗室的重要地位，将其规格扩大到原先的三倍。水力按摩池、两座浴缸与忠心耿耿的马桶并排而列，那些矫揉造作的人家则安装坐浴盆。可见，盥洗室不光是一个休闲养神之地，它更陈述了一个事实。安逸舒适重于实际效用，追求宽阔压倒简洁之风。我们与置于床下的便壶已相去甚远。

虽然盥洗室的设计已颇具现代气派，且价格不菲，但是抽水马桶本身少有革新，亦无显著改善。不留痕迹的单一白色设计取代了维多利亚时代人工拼凑的座子。今日马桶构思注重的是用水效能、

自在舒坦，并非华丽的外表。对人体机能中规中矩的维多利亚人反倒设计出装饰华丽且精美绝伦的马桶，这些自我标榜、主张进步的自然主义者们将马桶藏匿在不易察觉之处，这不免令人啼笑皆非。20世纪，连茅厕都被隐藏起来。人们在茅厕周遭种植茎秆粗壮、叶面宽阔的向日葵，以免别人知晓它的存在。遗憾的是，向日葵所起的作用刚好相反。寻觅茅厕的人们只消找到向日葵所在地，便能发现它。

20世纪现代马桶的演进过程中出现了一些极富创见的想法。英国最初发明并改进便器之后，世界各地的创制者们逐步提出了异彩纷呈的设计，宣称自己完成了一项世纪发现。许多新型号都很奇特别致。尽管很多发明从未被投入生产线，其杰作也体现了现代设计者们的创造精神。然而，人们不禁感到纳闷，为什么200年后马桶看起来毫无改观呢？其实，马桶的确有所改进了。

各种茅厕

各式各样的茅厕已经陪伴人类好几百年了。美国老年人回想起茅厕在他们的生活中有多么重要。他们不无感慨地谈起自己屁股底下足以熏死一只猫的臭味。那便是往昔美好的时光。后院茅厕仍装点着绵延起伏的美国乡村丘陵。不论建在离房屋100码远处，还是挨着屋子的一个不起眼的角落里，抑或谷仓或花园近旁，每个茅厕都有不少基本的组成部分。一根从屋顶往上升的通风管，带有镂空图案——特别是新月和繁星状的——放进光亮和空气，以及一道通常向里开的门，屋内的人能控制其开关。除了基本要素，主人还可根据自己的需要对其扩充。人们常以可用的座圈数目来定义茅厕，例如"三个洞的"。有的茅厕与主屋颇为相像。它们亦建有彩色木柱、蚀刻中楣，窗户上挂着帘子。

还有一种茅厕是流动厕所。这种简陋的茅厕被称为"木架和栏杆"，它搭建在木材之上，由一块普通木板及一根防止往后跌倒的栏杆构成。木板没有孔洞。将屁股移开木板时必须保持平衡，才不致滑落到荒无人烟之地。农夫们在田间劳作时便依赖"木架和栏杆"解决生理需求。

有的茅厕四壁上装饰着精心设计的图案，带有污物篓数个，或是一只盛着用来擦拭屁股的玉米棒芯儿的桶。兰伯特·弗洛林（Lambert Florin）在《后院精典：一场怀旧的冒险》（*Backyard Classic: An Adventure in Nostalgia*）一书中描绘的茅厕设有地毯、墙纸、镜子、镀金门柄，并用精美别致的盖子覆盖在坑洞上。

不过，多数茅坑仍极少能让人流连忘返，空气污浊，使人烦闷，夏季尤其如此。天气恶劣或夜黑风高之时，便壶仍可派上用场。老祖母会在翌日清晨将头晚的污物全数倒进茅坑。作为吸引苍蝇的"磁场"，大多数茅厕会为使用者提供一只蝇拍，而蛇蚁鼠虫也不时地爬到座子上来。为尽量避免这类生物出现，人们用一个木制盖子遮住了茅厕的座坑。

§

充分利用被叫做"野外厕所"（dunny）的茅厕是澳大利亚内地

人生活的一部分。澳大利亚人看到了用它来登广告的优势所在，毕
竟，野外厕所的观众都被牢牢拴住了，每位推销员的理想都在此得
以实现。

　　野外厕所由木材、砖块、泥土或草皮建成。有的茅厕使用锡
制座圈，而不是木料的。锡可防止昆虫和蜘蛛把座圈当做安乐窝，
木制座圈则难逃此劫。澳大利亚内地人一点儿也不讲求谦逊有礼。
1830 年，一位名叫威廉·科克斯（William Cox）的男子拥有一个
可同时容纳 9 个人的野外厕所。

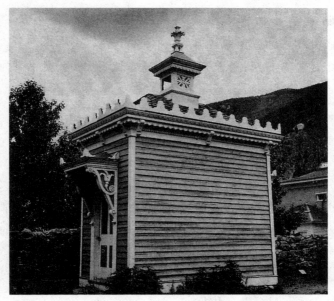

科罗拉多州乔治敦市威廉·哈密尔（William A. Hamill）之私邸的
佣人茅坑进口，桑德拉·华勒斯（Sandra Wallas）/ 丹佛公共图书馆
（Denver Public Library）

§

20世纪初年，一名游历挪威的男士记载了他使用一个地处险境的茅厕的经历。早餐过后，他找到茅厕，并入内坐下。他注意到洞内射出的日光，随后惊奇地发现，自己正端坐于一个距河面2000英尺高的悬崖上。

§

1848年加利福尼亚淘金潮期间，诸多城市如雨后春笋般在西部各处骤然涌现。加利福尼亚州塞拉城（Sierra City）的一家旅店老板接待了一支采矿队，采矿队员似乎在短短几小时内就搭建了一个茅厕。这一双层茅厕摇摇欲坠地悬挂在尤巴河（Yuba River）上。

§

美国各地的茅厕在兰伯特·弗洛林的《后院精典》中都有所描绘。他甚至用一首五行打油诗描述了使用这一"后院"的重重险境：

> 有位叫海德（Hyde）的年轻人
> 他跌入一个茅坑里送了命
> 他有个兄长

掉进了另外一个

如今他们葬在一块儿

§

有的茅厕门上镂刻着的新月及繁星图案有着神秘的含义。镂
空图案有助于空气流通。但也有的茅厕利用管道，而不是镂刻图案
实现通风。弗洛林断言，这些图案表示的是该茅厕接纳哪种性别的
人。然而大多数后院茅厕都不分男女。按照符号学字典的说法，月
亮与狄安娜女神（Diana）相关。狄安娜代表着贞洁与生育。月亮
与星星相结合，图案就蕴含"天堂"之意。也许是人们如厕时便可
达至极乐世界，或超脱尘世的涅槃境界吧。

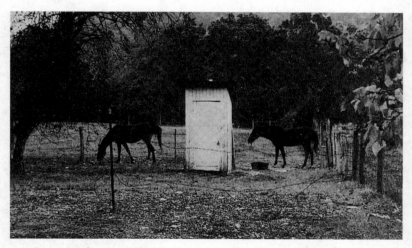

乡间茅厕，弗吉尼亚州（朱莉·霍兰）

§

美国乡村地区向室内抽水马桶转变的过程较为缓慢。最终，室外茅厕搬到邻近主屋的地方，可与主屋共用一面墙壁，且随着时间的流逝，它愈发具有"室内"特征。而在此之前，装饰精美的便壶仍可在床前找到。

美国还有一种便壶叫做"污水坛子"（slop jar）。污水坛子就是一只装有手柄、带着盖子的木桶，比其名称所示要可观得多。污水坛子的优点在于：增加了一个大小合适的盖子，既可减轻污物的臭味，亦可防止其泼溅出来。

§

不论在喧嚣的城市，还是广袤的农庄，茅厕都随处可见。19世纪纽约州的贫民窟、校园及监狱里都建有茅厕。它们被称为"校园水槽"，因为它们大多为学生建造。这些茅厕与城市下水道相通，偶尔可用水冲洗。它们极少能得到清理。

向茅厕致敬

乡间宅第
它们建得跟维多利亚时代的百货商场似的
在城堡里，采邑里，农庄里
其座圈由木材制成，已然雄赳赳地抵挡了

比风力变化大得多的压力

嬉球赛桨的男孩子们，一发全中的运动员们
一排排从墙沿凝视着那屁股
干旱、潮湿、陈旧的石板意味着那高贵的痔疮今日
会因严寒的冬天而备受煎熬

不过，忘掉这所有的考验吧，拉动闪烁发光的铜链
（或带着瓷制的手柄）
活塞一动，从一个大水箱里
传来一声怒吼——你已冲水成功

克里斯托夫·柯蒂斯（Christopher Curtis）

专利的耐心

最初，盥洗室位于起居室内。抽水马桶往往与房屋地下的下水道管或便坑相连，取代了卧室里的便壶。到了 20 世纪，抽水马桶总算有了自个儿的房间。狭小的盥洗室仅勉强够安装马桶，这几乎令使用者动弹不得。

要占领世纪之交的马桶市场，就必须让大众信服该马桶的效能，而不致触及那"脆弱敏感"的神经。马桶广告多打着强劲有力、诚信可靠的名号，例如"第一"（Primo）、"复兴"（Renaissance）或"帝国"（Empire）等。上个世纪人们提交申请专利的马桶设计及其

他卫浴设备体现了那些富有创见之人的奇思妙想。

§

粪便除臭改进器（1871 年）法国巴黎的皮埃尔·尼古拉·古柯斯（Pierre Nicolas Goux）研制出一种用同一容器收集并将粪便转变为肥料的装置："我采用了独一无二的能生产肥料的马桶、便坑或容器系统，该系统可用吸收剂快速且全面吸收粪便中的气体和液体。"皮埃尔·古柯斯设计了一个令人难忘的、带来巨大视觉冲击效果的"生产肥料"的马桶。

尿壶板（1880 年）年少的爱德华·马利特（Edward J. Mallett）解决了尿液滴落在起居室带来的困扰："我的发明旨在吸收使用普通尿壶时滴在地上的尿滴，除去臭味，杀死其中的细菌。"作为基础，马利特制作了一个格板，盖在吸收剂上。无疑，若人们能够瞄准该格板，也就无需使用尿壶板了。

厕所凳（1898 年）土耳其君士坦丁堡的威廉·布里斯（William Bliss）将西方人偏爱坐着如厕、东方人则钟情蹲伏两种习俗融合起来。他把自己的发明说成是："一个意在让人们蹲伏其上，从而避免身体接触那些往往臭气熏天，有时还受到感染的座圈；如若需要，这一发明亦容许人们以惯常的方式使用凳子。"只有练过瑜伽的人，才有能力借助厕所座圈两边的脚垫叉开双腿蹲在便器上。

可冲的蹲式马桶（1910 年）作为一个备受青睐的主题，蹲／坐马桶继续奏响了 20 世纪 30 年代专利的主旋律。显然，美国公众并不认为东方式的蹲伏排泄有何可取之处。可冲的蹲式马桶的发明者富乐先生（Mr. Fuller）竭力证明自己的发明相当简单易行。他写道："我冥思苦想出使用一个或多个依照粪便接收平面来确定其安放位置，以期使用者蹲伏其上时身体与粪便接收面角度相宜的踏脚垫。"

卫生马桶（1912 年）詹姆士·金（James H. King）进一步完善了便桶，为其加装了一个类似魔术师将其助手切成两段时所用的扁平状长剑的滑动活板门。便桶闲置期间，活板门可滑动到洞口，防止臭味与疾病侵袭而来。为保护茅厕，金还增加了一个气垫座圈。使用者得小心行事：这一装置的弊端之一便是身体的排便器官没准儿会被滑动活板门割下。

带液压干燥器的卫生马桶（1932 年）发明家都设计可同时完成多项功能的装置。20 世纪早年人们比较喜欢的马桶便是马桶与坐浴盆的结合物。男人们怎么会拒绝一个功能齐全的装置？而女人们又如何抵制得了买一送一的便宜呢？

在介绍其创制的设备时，门格宣告："我，意大利公民乔万尼·巴蒂斯塔·门格（Giovanni Battista Menghi），在此声明，我祈祷自己的发明可被授予一项专利，其操作方法将在以下陈述中得以详尽阐释。"接下来，他描述了这样一个抽水马桶：它的一根小管可通过喷射泵把水喷于使用者私处。喷水过后，一股气流会将该部位吹干。

厕用液体供应装置（1925 年）另外一种可清洗臀部的厕用设备便是查尔斯·狄昂尼（Charles Dionne）特制的液态手纸。该装置被描述为"可在排便后人们洗涤身体时，在所用的擦洗或擦拭物上加某种洗液，并进而供应清水，以便擦拭时将洗液从人体上清除"。

手动坐浴盆（1908年）魏德（F. Weidl）也尝试出一种湿洗屁股的装置。它酷似一把手风琴，通过收缩，将水泼在人体私处。

海绵垫（1930年）罗斯科·朱可曼（Rosco C. Zuckerman）研制的海绵垫旨在补充手纸的功能。它是一块潮湿的、不易破裂的垫子，用来"把人体排泄器官的外露部分和毗邻区域……擦洗干净并进行消毒"。

抽水马桶（1917年）路德·厄温（Luther F. Erwin）发明的抽水马桶是我所见到的最为稀奇古怪的卫浴设备之一。有点沉溺于"马戏团式的幻想"，厄温想出了一种不用直接坐在马桶座圈上的方法，使用者可蹲在脚垫上，倚靠两个直立的扶手保持平衡，或者干脆放弃努力，直接坐到扶手的前沿上。

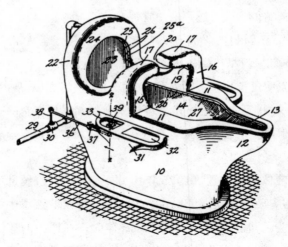

路德·厄温的抽水马桶专利（1917年）

　　在辐射尘防空洞里使用马桶的方式方法（1961 年）可透过马桶的创意构思判断一个社会的主要关怀及其联翩遐想。世纪更替之时，人们对臭味、蝇虫和病痛等忧虑不已。到 1961 年，种种担忧驱使人们把原子弹效应运用到了马桶上。罗伯特·奥拜仁（Robert O'Brein）和肯尼斯·迈勒特（Kenneth Milette）探索了将马桶安装在防空洞里可能导致的后果。试验旨在尽量减少马桶的耗水量。防

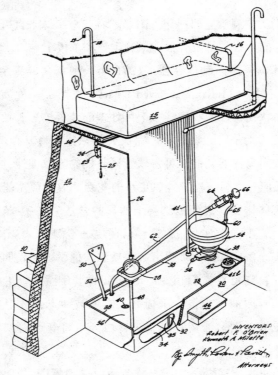

在辐射尘防空洞里使用马桶的方式方法，罗伯特·奥拜仁和肯尼斯·迈勒特，1961 年

空洞这一环境要求马桶实行无电操作，较少的污物堆积，以及有限的臭气排放。上述二位预言，50 至 75 加仑的水源供应可使人在防空洞中维持两周左右的生活。这些水可用作饮用水，亦可保持个人卫生。这一发明利用取自淋浴和尿液的污水来冲洗防空洞的马桶。幸而尿液也需进行消毒。马桶经由一个可产生足够速度来冲动一夸脱水将马桶洗净的手动水泵进行操作，马桶里的污物则被贮藏到一个封闭的污水池里。

辐射尘防空洞示意图很让人困惑。看起来水源来自可能与楼上的房屋相连的一根软管。有根通风管也连到了楼上。

粪便标本采集与制作装置（1978 年）加拿大的穆罕默德·贾维德·艾思拉姆（Muhammad Javed Aslam）发明了一种装置，可将大便做成酱状物，以便收集。一个可处理的装置被置于抽水马桶中央，马桶底部则是一大块刀片。完成大便采集并将其顶部盖好后，该装置被放到搅拌器底部。可将软管插入桶内吸取粪便，而无需打开盖子。任何一个搅拌器都能以更小的花费完成此项功能。

控制液体排放、进而控制整个器具的方法（1991 年）德国人以其高技术工业机器而为人称道，马桶也毫不例外。沃尔夫冈·莱曼（Wolfgang Lehmann）研制出一种新型马桶，他的发明专为核车间工人设计，它可在人们小便后测量出抽水马桶内收集到的放射物总量。倘若尿液排放量合乎标准，它就被冲走，放射物剂量显示过高的尿液，则被滞留在马桶中，由人工将其运送到一个特制的贮存池里。

带有健康状况检查系统的马桶装置（美树蛭田，1992 年）如果你常一觉醒来便担心起自己的尿液是否正常，那么这种马桶定能如你所愿。日本人生产的一种马桶安装了贮液器，可收集尿液，并对其进行分析。墙上的一块显示板会记录分析结果。

公厕系统（1981 年）苏联人奋力将其马桶推进到 20 世纪，而不再依赖地上挖掘的坑洞，他们的一位发明家特制了一个近乎现代的装置。这一类似蹲式马桶的装置容许使用者借助后部支撑及停脚器，部分地蹲伏于地上的一个坑洞上。该装置的广告宣称它尤其适用于公共盥洗室，因为它较为卫生地避免了人体与马桶各部件表面的接触。当然，使用该马桶后，人们的衣物状况可能会被污及……或可能不幸地被吸入马桶内。

§

美国人也生产了不少专利品。不过美国的专利有些……唉，您自个儿看吧：

马桶座圈降低装置（1989 年）最为简易的发明有时也能出奇制胜。蒂莫西·普罗巴斯科（Timothy C. Probasco）将冲水把手与一个可放低马桶座圈的装置连接起来。人们给马桶冲水时，座圈便自动关闭。这一发明是任何与男性共处一室的女性之必备品。

新型厕纸（1992 年）年轻人莫伦诺·怀特（Moreno J. White）生产出一种不会迅速在水中分解，一旦接触尿液则立即分解的纸张。

绚丽夺目的便桶指引装置（1990 年）詹姆士·桑德斯（James M. Sanders）发明此装置时心中一定挂念着孩子们。桑德斯发觉在黑暗中摸索马桶极为困难，于是他在地席上放置了脚印儿，它们在黑暗中闪烁发亮，指明了盥洗室的走向。马桶周围安装了一个色彩

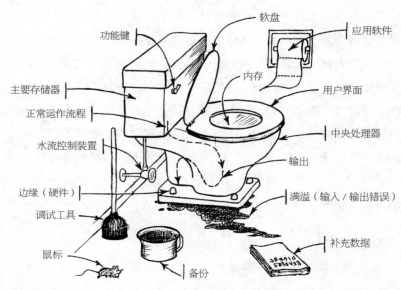

功能键
软盘
应用软件
主要存储器
内存
用户界面
正常运作流程
中央处理器
水流控制装置
输出
边缘（硬件）
满溢（输入／输出错误）
调试工具
鼠标
补充数据
备份

理解新技术

绚丽的环圈，就像马桶试纸那样标示着自己所在方位。虽是为小孩所设，这一设备对摄入过量酒精的成人同样适用。

马桶座圈闹钟设备（1993 年）缺乏一只提醒我们时间就是金钱的闹钟，美国任何一家人的盥洗室都将残缺不整。龙·爱尔斯普（Ron Alsip）将钟表附着在马桶上，给予使用者难能可贵之机，可往下看看自己这次开会得迟到多久。

§

乔治·威利埃（George Welliever）是美国人足智多谋的绝佳代

表。乔治发明了一种将马桶与微波合二为一的装置。据称，该发明是一种节水装置，微波可快速把粪块碎成粉末。发明家伯特·艾克塞罗德（Burt Axelrod）提出了一种类似的被叫做"粪便粉碎机"的设备。

环保马桶

绿色运动也将矛头指向马桶，认为这一领域的进步可使环境大为改观。每次冲洗耗水 3 至 7 加仑的马桶不再被投入生产。联邦政府近日出台了一项政策，要求新装的马桶只耗水 1.6 加仑。倘若人人使用新兴的节水马桶，则仅纽约一个州每日可节水 9000 万加仑。为鼓励暂住房屋及旅馆尽快换用 1.6 加仑马桶，纽约州政府以 150 美元的价格收购旧式马桶。

然而，新型马桶也有不尽如人意之处，即"滑痕"。节能冲水装置并不总能产生足够的压力和水流来将整个马桶一冲而空。即使马桶得以清空，也经常留有暴露隐情的痕迹。"一冲即可"（Select-A-Flush）公司已生产出一种可"处置"这一恼人难题的马桶。该公司特制了一种马桶，使用者可选择冲洗便盆所需要的用水量。在休斯敦（Houston）三间公寓房里联合实施的一个试点项目表明，使用改进后的马桶可节省 20% 的水源。

成本较低的节水之道则是将洗涤槽连接到马桶上。"实惠商品"（Real Goods），一家环保商品公司，以每条 35 美元的价格出售洗涤槽，可将它放置到马桶水箱盖子处，并用接合处套管里流出的洁净水冲洗便盆内的污物。如此一来，洗手后水流再次循环到马桶中，备冲洗马桶之用。

柏林一名节水成癖的男子将自己的洗澡水引到室内盆栽上过滤有害细菌，由此实现再循环。循环过的水用于冲洗马桶。水流经由置于房屋一侧的盆栽汩汩流出窗外，进入底层地板上的一个贮水箱里。

§

如今万物几乎都可循环利用。早在几个世纪前，农夫们就已懂得如何利用污物，他们把粪便做成堆肥，提取一种叫做"黑金"（black gold）的含氮量丰富的大粪。大粪比化学肥料更合人意，它能为庄稼和焦土提供一种廉价的有机肥。1982 年以前，75% 的粪便要么被埋在垃圾堆里，要么被倾入江河湖海中，或者被付之一炬。当前，有 50% 以上令人不快的粪便被循环利用。出于对疾病的担忧，给用来饲养动物的作物施"黑金"肥的做法也相当有限。但人们正对污物系统进行试验，以期拓展粪肥市场。

同时代瑞典的一只马桶在堆肥过程中排除了中介物的作用。这一有益环境的马桶可实行无水操作，也不需要同排水系统连通。粪便被放到一个密不透风的包裹里，直至细菌将其分解为富含氮和磷的有机物质。它由 1930 年瑞典艺术教师理查德·林斯居姆（Rikard Lindstrom）发明的"斜坡"（Clivus）基础上改进而成。林斯居姆的"斜坡"收集屋内所有的污物，运用堆肥法将其制成大粪。只需要极少量的水。现代版的马桶则将尿液从粪便中分离出来，提高了系统的效能。

马桶轶事

发明创造不过是构成 20 世纪马桶轶事的冰山一角罢了。奇闻轶事则绝佳地体现了现代马桶技术在人们生活的各个层面刻上的烙印。不少人为电动装置所吸引，也有人仍旧依赖平稳可靠的老式便器。

§

大多数家庭都一代代传递着父辈的教诲。英国皇室家族中因放弃王位而名满天下的爱德华八世（Edward VIII）曾回想起父王的谆谆教诲："永远不要拒绝他人为你减轻重负的盛邀，并抓住一切可乘之机进行排泄。"

§

现存电动装置中一半以上是日本人创制的。他们将其专长用于提供更为舒适惬意的盥洗用品也就不足为奇了。与史上有名的、使用马桶时完全可以不动一根手指的"幕府将军"如出一辙，现在日本人可购买到照顾到各种需求的马桶。马桶边的墙壁上安装了一块控制板。按下其中一个按钮，马桶座圈便会事先为使用者暖热。用完后，按动另一个按钮，便在他屁股上喷射一股热水，将其冲洗干净。跟着一股暖热的气流又把臀部烘干，无需使用手纸。

§

技术正令人们变得懒散惰怠。装有定时器的咖啡冲泡机在人们早起之前就泡好了早咖啡。人们惬意无比地坐在沙发椅上，远程开关会为其打开立体声收音机、电灯及电视。如今懒散人士的技术已然延伸到了厕所领域。进入公厕的分隔间前，人们大可不必从分发者手中领取那个纸制的座圈套。按下某个按钮，电动马桶座圈随即滑出一个塑料套，将座圈团团围住。

§

乔治·古德海姆（George H. Gooderham）记述了自己的加拿大政府印第安事务官生涯，他描绘了原住民接受西方卫生习俗的过程。迁至保留地之前，印第安人脚下有广袤的领土可供支配。游牧部落将粪便排泄到溪流和浅坑里，而并未产生多大困扰。积习难改。直至世纪之交，印第安人仍然随地大小便。古德海姆记录了一名印第安妇女的故事。此人从一次交谈中离开，在园子里徘徊了没几步，便在地里蹲伏下来。

直到相当晚近的年代，原住民政府才得以组建。他们获得了住宅，但（室外）茅厕或马桶仍旧子虚乌有。一位木匠对当地原住民伸出了援手，同意为其建造几间成本低廉的简易茅厕（带两个座圈的）。印第安人逐渐开始视茅厕为无价之宝，并遣人把守，生怕为人所偷。

§

茅房（outhouse）这一名字取自其相对于房屋（house）的位置。茅房位于距离主屋足够远的位置，以防井水遭到污染，但夜晚时分很难寻觅到它。电力时代来临前，乡间的夜晚漆黑一片。为帮助人们尽快找到茅房，房主会拴一根长长的绳子或带子，从主屋一直通往茅房。如夜间想上茅房，只需抓住带子，跟随其指引，就可找到它。这一装置的附带效用就是，可以用带子来晾干衣物。

§

一位名叫吉尔巴（Dr. Gerba）的微生物学家一生都在盥洗室里进行细菌研究。他给出的专业建议是，选择公共盥洗室里的第一个座圈。吉尔巴调查了来来往往的人群，发现多数人会挑选居中的小分隔间使用。毋庸置疑，听闻他的报告后，就知道第一个小隔间将不再是一个上选之地。不妨试试最后一个。

§

泰国曼谷的驾车者和纽约城的司机有很多共同点，而不仅仅是阻塞交通。这两个城市的男性驾车者滞留于交通时都倚赖便携式"尿壶"出恭。近年来曼谷的人口急剧增长，引发了可怕的交通堵塞状况。曼谷加油站会在塞车高峰期出售红色的小型尿壶，供有排便之需的顾客使用。纽约城没有公用盥洗室。由于吸毒成癖和无家可归之人常逗留于此，市政府关闭了所有的公共厕所。出租车司机们只得在车里携带一个玻璃缸四处游走，以备"休息时间"用。

7. 世界各地千奇百怪的卫生习俗

　　如若缺少与人类粪便相关的那些稀奇古怪的风俗习惯，厕所的文化史也就算不上完备。1891 年，美国旅行者约翰·伯尔克上尉（Captian John G. Bourke）收集了一部令人瞠目结舌的粪石学历史。他的观察所得，连同理查德·弗朗西斯·伯顿爵士（Sir Richard Francis Burton）和亚美利哥·韦斯普奇等著名探险家的传世之作，向我们展示了一个不可思议而又令人着迷的世界。

　　对于不同的群体，清洁的意义也不尽相同。多数人赞同某种程度的洁净是至关重要的。至于保持一定程度上的卫生的理由及其采取的形式，则因宗教信仰、地理位置、社会地位和历史时段而异。

　　长久以来，不同文化的卫生习性差异一直让观察者感到灰心丧气和难以理解。克里斯托弗·哥伦布（Christopher Columbus）、马可·波罗（Marco Polo）等探险家怀着惊愕不已而又忧虑重重的心情记载下了他们所见所闻的各种民族习俗。18、19 世纪，对异域文化仪式背后隐含逻辑的懵懂无知，致使西方殖民者们对他国抱有偏见，自身优越感也油然而生。

现代技术并未使民众眼界大开，尽管电话、传真和飞机等已极大地缩短了各个民族之间的空间距离。我曾同摩洛哥一青年谈起过便所设施，当得知美国人"排便"后不冲洗身体时，这位青年不可置信地瞪大了眼睛。摩洛哥人继承了法国人的传统，排便后都会擦拭自己，并用坐浴盆清洗一番。旅居美国期间，这位摩洛哥青年尽力将自己的如厕之举调整到每日淋浴时进行。下文便要对古往今来世界各地的文化风俗进行回顾。

印度人

天主教素来宣称"清洁仅次于虔诚"。一尘不染的身体体现着纯净无瑕的心灵。若人们信奉多神宗教，又将如何呢？对于印度人来说，清洁是由与教士同等的婆罗门界定的。婆罗门谨遵古老的经文《薄伽梵歌》(the Bhagavad Gita)，将其奉为正确生活方式的向导。这些圣洁至善的教导者们确信，身体会为产生惹人厌恶的人体流质的功能所腐蚀。因此，不断进行忏悔对于"矫正直肠"相当必要。至于普通人，他们忏悔的方式便是在供神日成千上万地涌进恒河洗去自己的罪孽。婆罗门则依照其精神教义遵从严格的卫生规定。

婆罗门如何出恭　印度教中有很多历史悠久的、与个人社会地位相关的风俗传统。婆罗门位于社会的顶层，他们世代以祭司为业。有些仪式婆罗门必须每日遵行。根据仪式惯例，排便过程包含了好几个步骤。这些神职人员每日要花大部分时间"上卫生间"。

首先，婆罗门将盛满水的黄铜罐子搬到距离住宅好几码远的一处地方。这个地方专门用于举行即将到来的仪典。到达此地后，他脱掉拖鞋，放于远处。选出一个干净地方后，他将头巾挂在自己左耳上。接着，婆罗门用缠腰布罩住自己头部，让眼前漆黑一片。而后，这位神职人员躬身蹲伏在地。接下来便是困难的部分了，婆罗门绝对不能：

● 看到太阳、月亮、繁星、火堆、其他婆罗门、寺院，或者神庙（这也解释了他在脸上盖缠腰布的缘由）；

● 嘴里咀嚼任何物质，头上顶着任何物体（缠腰布以外的）；

● 看到自身行为的结果。

不仅如此，仿佛嫌禁忌太少似的，教义还规定婆罗门出恭时不得穿新衣裳，禁止蹲于寺庙里、池塘旁、泉水边、大马路两侧、红土地上、犁过的地里，抑或圣洁的榕树旁。站立或半蹲大小便都是违禁的。

排便过程中婆罗门得保持缄默，不许咕咕哝哝。便完后，他须在原地清洗手脚。特别要洗净私处。他左手扶住自己臀部，右手往上浇水。接着，婆罗门要将自己全身上下洗涤干净。他来到河流或池塘边，捡起一块泥土（这里同样有一长串种类各异的泥土要加以规避），先是擦洗那令人不快的部位，其次是双手（从左至右），再次是双脚（由右向左），最后轮到身体的其他部位。每个部位都必须用泥土擦拭五遍，再用清水洗涤一次。

而后，这些命运不济之人还得漱口 8 次，将水吐向自己左侧。心中默念 3 遍毗湿奴神（Vishnu，印度教三大天神之一，保护之神，与创造之神 Bramna 和毁灭之神 Siva 齐名——译者注），每次咽下少许水。漱口的次数取决于其行为引起反感的程度，婆罗门小便后需漱口 4 次，大便后 8 次，进食后 12 次，房事过后则要漱口 16 次。对上述规则的任何违反都足以将这些神职人员送进地狱。

虫子饲养场　马可·波罗写道，印度的婆罗门将粪便撒得满山遍野尽是。婆罗门认为，凡生命者皆神圣可敬，他们唯恐粪堆会成为滋生小虫的温床。而虫子也许会饿死于荒漠中。将粪便满地平铺，虫类便不易"生长"。

疑窦丛生的风俗习惯

尿液的作用

> 这是一种久为人知的观念：如若两人一同小便，他们
> 便会起口舌之争。

古代人处理城市污物的方法可谓五花八门。而那些真正足智多谋的民族则千方百计实现废弃物的再循环，尤其是尿液，它的用处颇多——漂白用剂、医疗处方，甚或宗教仪式中的护符。

人尿的诸多用途

● 罗马人用人体尿液漂白衣物。如前所述，皇帝韦斯巴芗对尿液收集这一赢利行业课以重税。

● 赫赫有名的"史学之父"希罗多德（Herodotus，卒于公元

前 423 年）认为，刚刚被"蹂躏"过的少女的尿液是治愈眼疾的理想用药。他建议人们将其洒到患者眼中。

● 古罗马学者普林尼（Pliny，公元 79 年卒）发现，每天清晨在自个儿的双脚上撒尿有助于维持良好的身体状况。

● 中世纪时，西班牙居民用尿液清洗牙齿。他们确信此物不仅可亮白牙齿，更能防止牙龈松动。

● 据记载，印第安人、爱斯基摩人，以及西伯利亚部落将尿液用于动物皮毛的鞣革及加工处理。

● 爱尔兰、苏格兰和斯堪的纳维亚半岛，人们从陈久尿液中提取氨，氨可在把苔藓制成蓝色、紫罗兰色和蓝红色染料的过程中起辅助作用。

● 哥伦比亚首府波哥大的印第安人用尿液给食物调味。人尿取代了盐，与棕榈树上刮下的碎屑混合搅拌，就可做成一种美味可口的调味品。

● 爱斯基摩人用尿液清洗头发，墨西哥人把它当做减少头皮屑的良药。埃塞俄比亚的努尔部族（Nuer）则拿它做沐浴之用。

● 人所共知，尿液可用来清除墨迹，与炭灰混杂后，它还可在文身时充当上色剂。

● 在瑞士和法国的佛兰德地区（Flanders），尿液被农夫们用来制作一种叫做"尿酸盐"的肥料。

● 最后，人们认为阉人的尿液能使不孕妇女变得多产。显然，妇女们须将此液喝下。

§

　　据伯尔克上尉所言，印第安朱尼族（Zuni）的一种医学秘方"Nehue Cue"，便是跳"尿舞"，其间人们可能喝掉多达两加仑的尿液。据说这种舞蹈既能使男子更加刚毅不拔，亦可治疗胃病。

§

　　在中国的商朝（公元前1154—前1122年），有种尿液调制品被视做一种效果绝佳的春药。这种催欲剂被称为"猎狮"，其作法是将熊掌用文火慢炖，并加以犀牛角调味。而后，放到尿液中蒸馏。

§

　　17世纪时，不少欧洲人相信，用受害者的尿液烘烤蛋糕便可找出对其行使巫术的女巫。女巫将被迫现身，索取蛋糕。另一种迷信行为是让受害人把尿撒到一个装着三个铁钉的瓶子里。据说，这一举措会令施法的巫师苦不堪言，使其小便不畅。还有一种智斗巫师的办法便是，小便后在尿壶里吐痰。

　　德国人和法国人苦于对邪恶的咒语无计可施。有人建议他们将自己的大拇指和其他手指围成一个圈，往里头撒尿。（圆圈在魔法故事中是安全的象征物，譬如在十字路口画圈可保八方平安。）

§

不少迷信之人断定尿液含有可护佑人类的特殊因子。18世纪时，苏格兰的家庭主妇们会于元旦这天家人一觉醒来时往其身上泼尿。替人接生前，为了讨个吉利，接生婆会在产床上洒些尿液。

§

小心提防以酒待客的西伯利亚楚克奇人（Chukchi）。那酒没准儿是屋里某个女子的尿液。按照楚克奇人的风俗习惯，屋主要将妻子供给访客寻欢作乐，访客则必须事先喝下主人妻子的尿液，证明自己不枉此举。

§

众所周知，水源匮乏时游牧民族会从马背上切开血管，饮血止渴。中东的基达族人（Qedar）和北美的阿帕奇原住民（Apache Indians）则有过之而无不及。基达人杀死随行骆驼，从其膀胱中取尿来喝。阿帕奇原住民在紧急关头也会饮用坐骑膀胱里的尿液。

§

按照圣比德（Venerable Bede）的说法，不可一世的爱尔兰国王笃信，自己之所以得到命运的垂青，乃是喝了一位圣洁教士便池中的尿液之故。

§

古希腊作家普杜尔（Puduer）断言，女性的小便随月亮的阴晴圆缺而变。

为粪便寻觅用武之地

粪便同样鸣奏了很多历史的交响乐。大多数农耕民族都把人类粪便用作肥料。然而粪便也有不少鲜为人知的用途。中世纪时，女性用一服名为"催爱药"的药水来诱使意中人无可救药地爱上自己。这服药剂由该名女子自己的排泄物制成。其解药则由人的颅骨、珊瑚、怒放的花朵、胎盘及尿液混合而成。由于众人皆对这服药水的威力深信不疑，使用催爱药者可判处死刑。

§

澳大利亚土著确信巫师和孟加拉人会利用粪便来操控排粪者。要挫败孟加拉人的阴谋，就得将所有粪便掩埋。婆罗洲的迪雅克人（Dyaks）与前人的做法几无二致。人所共知，生活在奥里诺科河（Orinoco River）沿岸的部落成员穿越巴西时均随身携带锄头，以便埋藏自己的粪便。

§

　　圣诞节期间，恋人们力图相拥站立于槲寄生（mistletoe）下，偷吻片刻。德语中"mist"一词意为大便。关于槲寄生由来的一个民间故事认为，这一名字源自将其粪便落到树梢上的某种鸟类。槲寄生从鸟儿排泄物之地生长出来。在不少欧洲国家的文化中，槲寄生代表着多产和爱情，当然，还有粪便了。

§

　　有人认为，自异教徒时代以来，粪便的使用在中世纪欧洲的愚人庆典（Feast of Fools）上呈现出浓厚的典礼色彩。大弥撒时，演员们扮成妇女或小丑，在圣坛上吞食腊肠和猪血香肠。语言学上的记录表明，香肠已取代人的粪便，成为仪式餐点。法语中的猪血香肠用语"Boudin"一词也有排泄物之意。英格兰国王亨利八世取消了愚人庆典，而在法国，该庆典一直延续到大革命期间。

§

　　粪便食用仪式被认为源自史上某个群体遭到围攻且被切断食物与水源之时。为保全性命，他们不得不以自己的粪便为食。《圣经》在《列王纪下》第 18 章 27 节里写过，并于《以塞亚书》第 36 章 12 节中重提："拉伯沙基（Rabshakeh）说，我主耶和华差遣我来，岂是单对你和你的主说这些话吗？不也是对这些端坐在城墙上，要与你们一同吃自己粪，喝自己尿的人说吗？"这里所指为圣经年代里不断与罗马侵略者做殊死搏斗的犹太人。他们好几回被逼退到一个地区，隔离数月之久。

§

前文我已提及罗马的粪神"斯特库蒂乌斯"，其他文化中也不乏将人类粪便与超自然力量相提并论之例。墨西哥人敬奉粪便女神"塔阿科特欧陀"（Tlacolteotl）。她掌管爱欲、肉欲，以及生育。古犹太人将其粪堆之主叫做"别西卜"（Beelzeboul），兴许是把它与排泄物之神"巴力毗珥"（Baal-Peor）联系起来。上述二神的区别在于，排泄物意指人类的粪便，而不是动物的。供奉粪便诸神在远古时代的农业文化中极为寻常，因为粪堆已成为一种备受青睐的肥料。

§

17世纪，病人将药草放到袋子里，再把袋拴在脖子周围，以驱除病痛。这种奇臭无比的药草被称为"恶魔之粪"，它倒是成功地阻止了他人趋近该传染病人。

§

西方有个传统，举哀期间寡妇须身着黑衣。澳大利亚部族里有种类似的风俗。哀悼时老年妇女将粪便置于头顶，以示悲恸。

关于卫生、清洁与健康的几点思考

现代化的排水道、马桶、《洁水法案》（*Clean Water Act*）、抗生素和进步开明的医师问世之前，人类绞尽脑汁借助自然之力应付卫生系统的缺乏导致的病痛与困扰。不可思议的是，过去的著作家们却不时颇有见地地洞悉了常见疾病的奥妙。即便如此，也鲜有医治"肠疾"之方流传至今。

修道士吓坏了　威廉·德·鲁伯拉库斯（William de Rubraquis），公元 1235 年替法兰西国王路易九世（Louis IX）出使鞑靼大汗国的方济各会修道士，对鞑靼的行为举止惊恐不已："任何时候都有成群结伙的人在拉便，这些污秽不堪的家伙甚至懒得退后一步，哪怕是一眨眼的工夫。更有甚者，他们邋遢之至、令人作呕，可能当着我们的面儿蹲下身去，甚至会在与我们谈笑风生时如此行事。"

驱热　早年美洲殖民者们几乎每日都会遭到病痛侵袭。热病是其中最为常见的疾病，需要加倍的放血和通便治疗。水蛭可协助患者将疾病从血管中排出。各式各样的药草调制品可充当轻泻剂，肃清体内毒物。17 世纪时，医师们认为人的粪便会腐蚀患者的身体。因此，用药之前人们应先将肠内物质排空。

达·芬奇发话了　这位发明直升机、绘制蒙娜丽莎画像的先生在诸多领域均有著述，其中不少以健康与卫生为题。他建议："饮酒须适度，可常小酌一番，但切记非进餐时间勿用，亦不宜空腹饮酒；不可拖延或推迟茅厕（之行）。"

达·芬奇还给出了关于粪堆妙用的若干建议。将干粪与碾碎的橄榄混杂起来、点燃，可迅速令敌人的卫戍部队窒息。粪便与灰烬的混合物可在铅与另一种金属的熔合过程中起辅助作用，熔合物则可用作涂料。里奥纳多·达·芬奇有着永不厌倦的探询精神。我们可以欣赏温婉动人的艺术和富有洞见的哲学思想。不过，他的某些论题若能被忽略不计则是万幸。

先知者语 "我的心腹哀鸣如琴。"（《以塞亚书》16 章 11 节）

古爱尔兰人疗法 从这块以啤酒闻名的陆地上传出了治疗痢疾和腹泻的良方。饮酒与腹泻之间并无联系，但大夫开出的药方可能会促使某些人找来一杯啤酒取而代之。

拿痢疾来说，爱尔兰医师认为啤酒可令大便通畅，方法为：将火红的烙铁放到啤酒里，用文火加热直至沸腾。早晨服用半品脱，傍晚再喝半品脱。把酢浆草（一种含酸液的药草）与红酒一道煮沸，以小剂量服用，可遏制腹泻，也即"胃里的涨潮"。

波斯人的成规 据一位游历波斯的英国人说，波斯人不在茅厕或装有夜壶的房间门前做祷告。

东西伯利亚沐浴风情 西伯利亚东部地区的居民用桶收集家人的尿液。这些尿液可留待淋浴之需。积存在桶边的浮垢可抹在身上，用作驱虫剂。

欧非关系 16 世纪几内亚人与荷兰人初次相遇时，他们对荷兰人的生活习性深恶痛绝。几内亚人把荷兰人的肠胃气胀视为对自己的奇耻大辱。

茅厕鬼神 孟加拉省人民深信，茅厕是"帕特尼"（patni），长着黑色长发和畸形脚的女鬼之屋。女鬼会在半夜三更扼死如厕人。

中国风俗　为尽力融入其新迁家园，印度尼西亚华人摒弃了不少古老的传统。其中一个被抛弃的习俗便是与死亡有关的迷信行为。按照中国人的风俗，死人尸首下葬之前不得清扫宅子。可打扫房屋，但污物必须留在宅中。人们深信，若尸体下葬前污物便被清理出宅，好运也就被抛到屋外了。

男人的嫉妒　有种心理学理论认为，由于男子无法怀胎，他们对自己的排便能力敬畏有加。欧洲某些地区的马桶便盆设计得相当宽阔，足以将落下的粪便尽数盛装。冲走粪便之前，可审慎查之。人类学家玛格丽特·米德（Margaret Mead）认为原始社会的排便行为与社会的生育观密切相关。

非洲人的习俗　伯尔克在《世界各国的粪石学习俗》中写道，安哥拉人不愿用茅厕解决生理之需。在他们看来，在同一个地方完成出恭之举是粗俗无礼的。他们每次都会在不同的灌木丛背后进行排泄，而无需大费周折地掩盖粪便。若有人在屋内大便，他定会遭到整个部族的嘲笑，被冠以"绿毒毛美洲豹"（D' Kombe Leopard）之称。

中国竹杖　古代中国人的行为比绝大多数其他民族更为讲究。一位旅行者描述了富贵阶层的撒尿习俗："不论帝王将相还是寻常百姓，都习惯站着撒尿。皇亲国戚、总督及其他高官均有镀金的竹杖，约一肘长，中间挖空，每每小便他们都用此物，且始终身体直立，也就是说，这一竹管能把尿液送到远离他们的地方。他们认为肾脏的一切疼痛……甚或肾结石，皆为坐着撒尿所致。唯有站立，腰部的体液才得以全数排出，因而站姿对保持健康极为有利。"中国人将肾病归因于蹲伏排便。

姿态各异　过去，不同文化背景下人们的小便姿势也大异其趣。阿帕奇的男子蹲伏撒尿，女性则站立着。

罗马特色　上流社会的罗马妇女服用松节油，以使自己的小便散发出玫瑰的香味。至于有多少贵妇因此丧生则无人知晓。

北极礼仪　1565 年，探险家笛特玛·布里肯（Dittmar Bleecken）记述了自己考察冰岛和格陵兰岛途中主人的待客之道："任何人离席小便都是不合理数的；为此，主人的女儿或女仆随时候于桌旁，留心是否有人召唤她们。她会亲手递给召唤者一只尿壶，与此同时，其他人像猪猡一样咕哝出声，以免旁人听见其声响。尿液被倒往屋外，便壶清洗干净，以备为有需要的人提供服务。任何人违反这一风俗都会被视为野蛮人。"

海洋灌肠剂　普林尼记载了古罗马人用海水灌肠之癖。

日式植物　日本人在茅厕周围种植"南天竹"。迷信人士认为，有种被称为"獏"的神兽喜吞食南天竹的红色果仁。日本人深信，獏拥有神力，可赶走噩梦。因此，獏降临时，那些坐在便壶上的人肯定会美梦连连（尽管其气味并不宜人）。

直到现代，日本小孩仍把植物的味道与盥洗室气氛混为一谈。取而代之的是，盥洗室内的空气清新剂驱散了树木的浓郁气味。

8. 讳称与别名

上厕所的隐讳说法

当人们需要大小便时，往往用委婉的说法来为自己找到文雅的托辞。维多利亚时期的人们有一种成见，他们羞于提起身体的各种功能，因此成了发明委婉措辞的专家。在 19 世纪之前，上流社会用一些普通的委婉说法，比如"去摘一朵玫瑰花"，但是维多利亚女王时代和 20 世纪的说法则显示了一种创造和幽默，是其他时期所没有的。

§

去花一便士　在水晶宫的展览会期间，乔治·杰宁斯向公众有偿地展示了他的改良厕所的效用。使用这些设施每个人需花一便士。从此，"去花一便士"这样的说法就变成了人们大小便的普遍代称。

最初的约翰　最初的"约翰"（John）作为厕所的名字首先出现在 20 世纪初期。但是，约翰这个名字的其他形式长期以来却一直和简易厕所联系在一起。大约从 1530 年起直到 1750 年，"雅克"（Jake）指的就是简易厕所。约翰·哈灵顿的著述《埃阿斯变形记》中，埃阿斯这个名字兴许就来源于"雅克之屋"这个俚语。到 18 世纪 70 年代，雅克被"杰克"（Jack）取代了。日记作家詹姆士·伍德福德（James Woodforde）于 1779 年 1 月 25 日在其日志里记下了这么一条："今天早上忙于清洗我的杰克，终于把它彻底清洗干净了。"

亚瑟王（King Arthur）的借口　在忧伤的年轻女人流连于城堡的那段时期，有一句流行的话就是："在那城堡中，有一朵花，它占据着我的心（hart，发音与 heart 相似）。"这是为自己去上厕所找的一种诗意的说法。hart（公鹿）一词可用 fart（屁）来代替。

英国人并不是世界上唯一拘守礼仪的人。各国关于厕所的委婉说法都有着悠久的历史。

中国人

解手　明朝时期，作为惩罚，犯人被送到边境地区。为了防止犯人逃走，士兵就把他们的手捆在一起。当有排便之需时，犯人们就要求把他们的手解开。"解手"这个词就变成了需要小便的同义词。

一号　不同文化中，有的通用表达如出一辙。美国人和中国人都把去小便说成"上一号"，而把撒大条说成"上二号"。用数字来指代身体功能首先兴盛于 19 世纪晚期说英语的小孩中。中国则在更早的时候就流行用数字来表达上厕所的需要了。

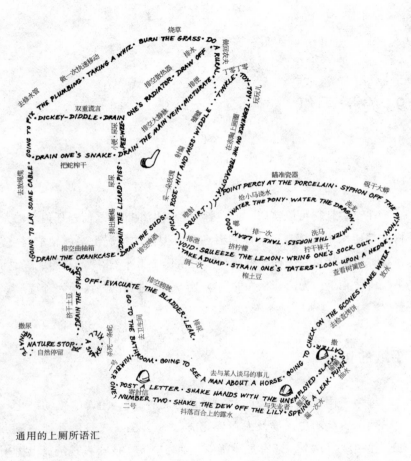

通用的上厕所语汇

9. 关于手纸

在"柔软得可以挤压"的"魅力"卫生纸问世之前，任何小的物件都能用来清洁自己。露营者在没有擦布的情况下会就地取材。在森林里树叶是一个明显的选择。但从历史上来看，如有需要，石头、树枝和手，无论什么，能用则用。手纸进化的路线颇为奇特。

手纸的秘密

许多美国人提到手纸时都钟爱地称之为 TP，追踪手纸的进化要求回溯古代历史。埃及人在公元前 2500 年首先发现纸草能制成纸。在中国，一个朝廷官员，蔡伦，他在公元 105 年发现纸能由树木制造。通往西方的纸之路是缓慢而迂回的。阿拉伯人在公元 712 年从中国人那里获得了造纸的知识。西班牙人在 1150 年从阿拉伯人那里继承了造纸技术。英国最终在 1590 年接收了这项技术，而美国是在 1698 年。在如此长的一段进程之后，纸成为一种珍贵的商品就不足为奇了。如果西方没有和阿拉伯人发生联系，那么也许我们仍旧要用岩石和树叶来擦屁股。

虽然首次提到手纸是在 1718 年，但是也许是在打扮和修饰自己时提到的。没有人会轻易地想象自己使用一种如此重要的商品。专门的厕所用纸于 1857 年首次出现在美国，出自新泽西州的一个制造商约瑟夫·盖蒂（Joseph C. Gayetty）之手。他出售"盖蒂牌药用手纸———一种用于厕所和预防痔疮的完美纯净的商品"，该产品由马尼拉麻纸制成。现代人几乎不敢想象，要用和粗绳一样的材料来抹擦你身体的敏感部位。

最初

节约的选择 原始人上完厕所以后所能找到的最为便当的清洁用具便是自己的双手。今天，在中东某些地方许多人仍用他们的左手擦屁股。为了预防疾病，禁止由左手拿食物。印度人担心左手干扰食物，于是吃饭时便坐在左手上。如果当你要满足身体需要时，你不确定应该用哪只手，那么在任何情况下都适用一条普遍的拇指规则。身体被划分成几个范围。肚脐及以上部位用右手，比如吃饭和梳头；肚脐及以下部位用左手，用来清洁自己。

绝望的人 伟大的古罗马帝国不仅仅是由放火狂、拉小提琴的君主和无所不有的美宴组成。在他们多次的军事战争中，罗马人占领了邻近的土地，他们俘获了欧洲、亚洲小国和北非的男男女女。不幸的人们被带到罗马并被卖为奴隶，他们成为佣人、农奴，甚至为罗马的居民表演戏剧。奴隶们被训练成公开表演的格斗者，他们相互打斗或者与野兽厮打来娱乐罗马人。塞涅卡（公元 65 年卒），罗马的一个哲学家，他记述了一位绝望的日耳曼奴隶为了避免成为罗马圆形大剧场的牺牲者而自杀的事。这个奴隶利用上厕所的时机自杀，他认为这样总好过死于狮子、熊或老虎之掌。他把海绵塞进自己的喉咙，窒息而死。

修道士的办法　由于缺乏罗马人的灵活性和创造性，中世纪时人们使用方便易得的东西。如果要彻底擦一次屁股的话，就用旧的碎布。考古文物揭示了僧人在厕所里用旧的僧袍带。考虑到僧人们有便秘和衣物过于粗糙等问题，可以放心地打赌说，他们不仅在头上有无法掩饰的斑点，而且在屁股上也有红肿的、疼痛的、可见的斑点。人们可以想象，这些人做祷告时经常祈求能让他们脱离"屁股疼痛"。

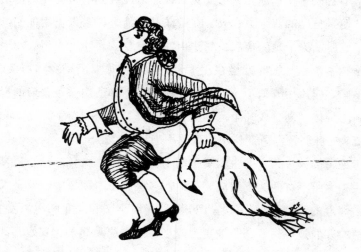

用鹅毛擦屁股

鹅毛问题　启蒙运动时期，皇室的放纵程度是无与伦比的。皇室成员认为他们的屁股比普通人的屁股要更敏感，于是他们用丝带或柔软的鹅毛来清洁。鹅毛的使用出现了一个小小的问题，因为它们还不够坚实。皇室们成功地解决了这个难题。他们让羽毛留在鹅的脖子上以获取一个支撑。

维多利亚时代的谨慎　可以想象，手纸给正经的维多利亚时代的人带来了难题。手纸提醒了上流社会的人注意身体的基本需要。用水冲洗的厕所的发明保证了个人隐私。与维多利亚时期人们的微妙心理相对应，手纸被放在药房的柜台后出售，以避免冒犯敏感的情绪。据斯科特纸品公司（Scott Paper Co.）称，妇女们买手纸时直接说商标名，或是垂下眼睑说："我要一个那个，谢谢。"

双重责任　早期的手纸被包装成小的正方形，旅行时不容易使用。为响应市场的需求，在 18 和 19 世纪一种发明出现了，它可以让付得起钱买手巾纸的上流阶层的妇女小心地带在身边。女士们使用的扇子在把柄部位有一个秘密层，这里能装下单张的手纸。作为詹姆斯·邦德那个著名小发明的先驱，实用扇能让女士们在清洁自己的时候保持凉快。

一种珍贵的商品　20 世纪早期认为这种新的、有用的手纸是一种用在厕所里做修饰的商品。同样地，手纸经常被保管起来，旅店职员把一定数量的手纸交给他们的顾客，甚至直到今天，在欧洲的一些地方仍控制着手纸的分配。常见的情形是，一个体形硕大的妇女坐在休息室里把这小小的、粗糙的手纸卖给游客们。

现代的擦抹　在手纸出现以前的年代，屁股常被擦破和弄脏。所以当打孔的手纸卷产生的时候，人们想必都感激涕零。在打孔的手纸产生以前，通常在橱柜里放一把刀，以便在需要时把手纸分开。19 世纪 80 年代，英国打孔手纸专利公司和费城的斯科特兄弟开始销售这种用于厕所的必需品。手纸从一开始的树叶到现在的形态，经历了一个漫长的过程。

光荣的家族、短暂的历史

柔软的玉米棒子　美国有着他们自己的擦屁股的传统，叫做玉米棒子。这并不只是一个笑话，大家都知道，乡下人用玉米棒子就和罗马人用海绵差不多。但是一般来说，并不总是这样，人们会把玉米棒子浸湿，使它变得柔软。棒子被放置在一个角落的盒子里，为的是能方便使用。为了装点室外厕所，玉米棒子被染成不同的颜色，就和今天手纸的情况差不多。

> 臀部冷得像冰一样，这样的折磨会让斯巴达人也哭泣，那撕心裂肺的哭声一定让人全身起满鸡皮疙瘩。然而，玉米棒子并不像我们想象的那样粗糙。新鲜的棒子是柔软的，并且经常有不同的颜色。
>
> 詹姆士·惠特孔·莱里（James Whitcomb Riley）

美国样式的手纸　在美国发现的另外一种手纸的形式便是西尔斯—罗巴克公司（Sears and Roebuck）的商品手册。西尔斯商品手册悬挂在厕所旁边，它主要有两个用途——作为阅读材料和作为擦屁股的东西。这种商品手册是如此的受欢迎，以至于当出版商把纸换成蜡光纸的时候，读者们都表示反对，他们害怕这种纸吸收性不是那么的好。当19世纪晚期美国人的生活水平提高时，手纸代替了西尔斯商品手册。可是，在偏远的乡下，许多人仍用室外厕所和西尔斯商品手册，直到20世纪前几年。

汽车手纸 佛朗茨汽油过滤器成为一般汽车汽油过滤器的便宜替代品。佛朗茨汽油过滤器永不过时。每4000英里，车主就会把一卷手纸放在油箱内并加上一夸脱的油。

艺术手纸 今天的手纸柔软而且有各种各样的颜色和样式。作为一种限制性礼物和新奇事物，手纸能做得和纸币一样，它能让使用者在用政府财产擦自己屁股的同时感到轻飘飘的，很富有的样子。还有的手纸每张都能给使用者提供他的诞生星象。有环保意识的使用者能找到未经漂白的可回收利用的手纸。有一种改变将让维多利亚时代的人们感到震惊，在北卡罗来纳州的一家公司出售一种收纳手纸的装置，当手纸被拉动时，这种装置就会讲话。让人讨厌的是，它说的是诸如"咯咯—咯咯，雷达—雷达，这个好"之类的话，或者听起来像警铃，一遍又一遍地重复播放。早期的厕所发明者担心如果不要这些声音的话，就无法避免把人的注意力集中到这个"必要"的行为上。如今的发明者则尽量要向世界宣布正在发生什么事。

邮局的擦抹 雷金纳德·雷诺兹1960年从伦敦写信来说，邮局过去服务差可以归因于手纸的短缺。当他们在厕所有需要的时候，"放错地方的"信实际上被职员们当做手纸来使用。

关于手纸的调查 1879年，欧文和斯科特兄弟在费城组建了斯科特纸品公司。刚开始的时候，斯科特生产粗纸产品，比如说包装纸和纸袋。在世纪转折期，两兄弟开始生产和销售手纸。手纸引起的道德尴尬限制了它被广而告之。相反地，斯科特直接把手纸出售给经销商，用的是经销商私人的品牌。1902 年，斯科特开始为他们自己的牌子沃尔多夫手纸打广告。公众最终接受了手纸，把它作为生活的一个部分。

为了推出一个新的手纸品牌，斯科特纸品公司举办了一项活动，就是在消费者中做一次调查。调查结果说明，从手纸的使用可以看出一个人的风格：

● 接受调查的人当中，60% 的人喜欢把手纸悬挂在上方，而 29% 的人喜欢把手纸悬挂在下方，只有 7% 的人没有任何偏好。

● 硕士或博士学历的人当中，有 2/3 喜欢在厕所里面看书；大学毕业生中 56% 的人和高中程度中一半的人承认上厕所时看书。

● 接受调查的人当中，54% 的人承认他们在擦屁股前把手纸叠整齐；35% 的人把手纸卷成一个团来擦屁股。

● 27% 的人抱怨手纸用完时人们不晓得要替换。

● 如果你超过 35 岁，你更可能沿着打孔线来撕纸。年轻人仍然危险地生活着，他们随机地从手纸卷上撕纸（81% 对 52%）。

● 在厕所中经常阅读杂志的时间超过阅读报纸的时候。妇女喜好杂志（56%），男人们钟情报纸（49%）。岁数在 18 到 24 之间的男女则偏爱读漫画（43%）。

● 只有 7% 的人承认自己曾从公共厕所里偷取过手纸。

手纸的用途

有钱人用的手纸 在罗马尼亚，通货的价值曾跌得如此之低，以至于手纸都要用 5 吨重的碎纸币来造成。

盛大的游行 非洲的狒狒深谙庆祝之道。女王伊丽莎白二世在非洲旅行时得知她将登上王位，不久她就发现自己的窗外出现了一株用手纸装饰的树，就好像在祝贺她一样。很明显地，狒狒从公厕中偷取了手纸，并把它用作消遣。

巴基斯坦的手纸 巴基斯坦人认为有必要在大便后用水清洗。清洗时，用一个有着长长的弯喷嘴的或是塑料、黄铜或者是铜的容器，叫做小水壶（lota）。众所周知，最为虔诚的人连外出时也带着小水壶。

开始利用绳子 在中国人发明纸之前，非洲的一些地区人们上完厕所后把绳子当做擦屁股的材料。

次稀有的珍宝 4 世纪，造纸术从中国流传到了日本，但是，纸如果用于上厕所就太觉昂贵了。两张纸的价格就相当于一公升日本米酒。根据享受的程度，如何选择就很明显了。最终，纸的价格降到足够低，人们才有勇气用它来擦屁股。但是一段时期内，它仍然是有钱人才能用的奢侈品。

俄罗斯人的方法 铁幕也许垂了下来，但是在俄罗斯仍然很难找到手纸。人们需要手纸时，就在文具店连同母亲节卡片一块儿购买。许多俄罗斯人喜欢用每天的报纸，因为既便宜又多。他们只不过把报纸切成矩形，将其置于悬挂在厕所门上的一个封袋里面。

用处颇广的坐浴盆 手纸的一个替代品就是有着机械奇迹的坐

浴盆。许多人发现坐浴盆冷的、清洁的水比干的纸更舒服。可是，美国旅客把坐浴盆用作他途：清洗疲累的双脚、洗衣服或者冷却香槟。坐浴盆也是理想的花盆。

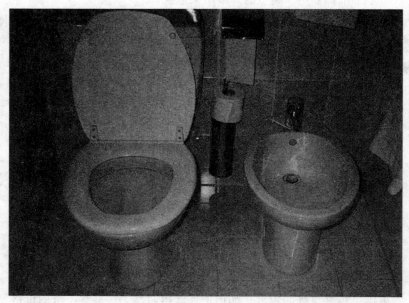

欧洲的坐浴盆

10. 东方及其他地域的厕所揭秘

尽管亚洲在地理、文化上都同西方相去甚远，它却于同一时间令人惊奇地开创出与之类似的人的粪便处理方法。这两个地区都用便池或夜壶来积存粪便。二者的不同之处在于对粪便的珍视程度。西方农民很少用粪便做肥料，人们任凭粪便在便池中日积月累，直至装满，人群熙攘之地尤其如此。相形之下，东方的农民则将城镇各处收集来的粪便视为一种重要物品。或许迥然不同的粪便观可以解释为什么第一只现代马桶出现于西方。一个对身体的自然机能憎恶有加的社会，才可能研制出一种将其产物清出视线的有效而隐蔽之法。在卫生方面，亚洲人更为务实，与自然更加和谐一致。他们让自然的产物回归自然。

近代中国

19 世纪中国的卫生状况与抽水马桶和下水道诞生前英国和欧洲其他国家颇为相像。然而西方旅行家在讲述自己的中国见闻时未能意识到二者的相似之处，反而对这些微乎其微的差别深恶痛绝。

一位 19 世纪晚期游历中国各地的西方人用"可怕"来形容那儿的生活环境："排水设备向来残破不堪，仅由几条贯穿于城里各处、倾倒垃圾的硕大沟渠组成。而所有的沟渠早已淤塞不通，虽然每日都有潮汐涨落，城市的各个角落都弥漫着令人作呕的气味，不过这是对基督徒的鼻子而言，当地人似乎对此浑然不觉。"

《世界各国的粪石学习俗》一书引用了《芝加哥新闻报》一位作者 1889 年的报道，他写道："一位近日从京城（北京）归来的旅游者称，该城气味浓烈，可观之处则少之又少……房屋矮小而破旧，道路全然未加铺砌，总是泥泞不堪、灰尘仆仆，且由于缺乏下水道和污水坑，城市的污秽景象简直难以言喻。"

总的说来，人类在处理粪便一事上一直墨守成规、不思进取。罗马的清扫工们在夜幕笼罩下收拾城内外粪便。同样的清理方法在欧洲延续了好几个世纪，直至下水道系统问世。中国也如出一辙，由掏粪工负责清扫街道及粪坑。爱德华·摩尔斯（Edward S. Morse）在《东方便所》（*Latrines of the East*）中说：

> 一进入上海小镇，用扁担挑着敞开着的木桶的男子便迎面而来。他们是大粪搬运工，沿着固定的路线穿过城市。倘若跟随这些掏粪工，你会发现，他们走到附近的沟渠两侧，将木桶里的污物哗啦一声倒入敞舱驳船或另一种船舶里，污满为患时，船只便被牵引到乡间的稻田里。废物被胡乱倒进水中。沟渠少有流动，至少还不足以清除绿色淤泥，改变浑浊发黄、满是污秽的水质。可就在这条船

旁边，人们正舀水来饮用和烧菜做饭咧。

典型的中国家庭设有大小不等的木桶，以备卫生之需。每个房间都有一只大木桶，桶里放了只小篓，为减轻臭味，桶口处给严严实实地盖了起来。可用竹条在桶内搅动，搅动的必要性何在倒无人提及。木桶的日常清洗过程为：用壳状物擦洗桶壁，将其晾干。

东方"粪坑"与西方的粪坑稍有不同。中式粪坑为凹陷在宅子后院里的陶制大坛子。坛子前面放有一小块木制隔板。小小隔板尚不足以阻挡那些好奇的双眼，仅在一定程度上遮住了排便之景。"粪坑"周围烧过的黏土使粪便不致渗入附近地面和水系统。人们还会在粪便底层撒上灰烬，来吸收臭味。

1835 年到广州旅行的一个西方人记载说，沿路地面上都放有凹陷下去的大缸，供游客使用。直到现代，偏远地区的中国人仍在使用陶罐。即便在大城市，男子休息室里的站立式尿壶十有八九都是陶制罐子。

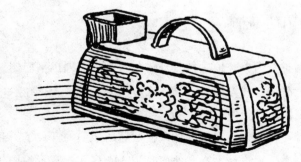

18 世纪中国的枕形尿壶（选自爱德华·思·摩尔斯的《东方便所》）

中国人把一种长方形的便器叫做尿壶，西方人用它来指代夜壶。然而，该尿壶狭长的形状使其有两个枕头那么大。鉴于枕头与木块也相差无几，深夜时同等大小的装饰性尿壶可就帮了大忙了。

中国南方妇女照旧使用卧室里的木桶。男人们则统统到路边公厕里解决问题。公厕不过是一条挖于墙角的深沟，2 块 6 英尺长、4 英尺宽的木块置于沟的两侧。使用者借助木块，摇摇晃晃地蹲伏在溪流上方。木制隔板将厕所包围起来，令蹲坑者不被瞧见。只要溪水经由沟渠流过厕所，一切都将安然无恙。

鞑靼是游走于中国偏远地带的游牧民族。据伯尔克上尉所言，鞑靼人的游牧特性在其卫生信仰上也表现出来，正是他们的卫生习性成为了鞑靼人一句骂语的起源。"他们认为不宜在同一个地方逗留过久，因为咒骂孩子时他们会说：'愿你在一个地儿长久停留，以致会像基督徒那样嗅到你自个儿的粪便味儿。'这可是鞑靼人最为恶毒的诅咒呢。"

现代中国的马桶

中国正全力以赴地进行其现代化进程，马桶也不能例外。蹲伏式便桶、深沟与西方的坐式马桶比肩而立。中国人正经八百地实现着马桶现代化。

中国现代化最为显著的体现便数厕所装备的升级了。北京市曾举办过一次公厕设计大赛。他们收到 340 多名参赛者的作品。一名年轻女子凭借一个中国风格的设有报纸栏、电话间和户外座椅的建筑构思在本次大赛胜出。《北京日报》将此次赛事说成是"一次公厕革命"。政府计划搭建 30 间公厕。

在中国，不少公厕是收费的，其中一部分为手纸费。特价时收取一半费用。为体现中国人尊敬老人的文化习俗，70 岁以上的老年人及残障人士使用公厕时无需交纳全部费用。从军人员也包括在这一特殊群体中。

虽然有不少人转而使用西式马桶，旧有传统仍继续支配着中国人的生活。对自然之需产生的副产品漠不关心便是其中一例。环保主义者对一次性尿布充斥垃圾填埋场、分解速度极为缓慢等现象颇有微辞。值得称道的是，中国小孩并不是每时每刻都用尿布，学步小孩往往穿着开裆的裤子。妈妈们得时刻留意自己孩子是否有排便之意。幸运的话她可快速将孩子抱到哪个容器上使其便便。如若不然，地板上又有一堆污物要清理了。

日本人

日本人的卫生习惯由来已久。幕府将军和皇室宗亲们都以新奇别致的粪便处理之道而沾沾自喜。日本城市的厕所、卫生系统的有条不紊和高效节能也是意料中事了。20 世纪初年，日本几乎在一夜之间跃入现代生活方式，其国民设计出别出心裁而又注重实效的马桶。事实上，日本人、法国人和德国人正迅速地取代英美，成为卫生技术方面的先行者。

§

公元 1 世纪时，日本皇族用箱子处理粪便。此箱长 15 英寸、宽 12 英寸、高 9 英寸，带有精美的金银装饰，用来充当富人的便携式壶罐。

§

由于必须身穿层层叠叠的衣服，妇女们用起箱子来可就麻烦了。为了不让粪便污及衣物，妇女得在侍女的协助下褪去衬裤，接着，箱子后方的一块 T 形木板被抬到她腰部以上所穿的十二层和服那儿，她们就以这种极不稳定的姿势如厕，还有一种方法便是提前用 15 分钟左右时间脱掉和服。

§

如不提及世纪之交时日本的卫生设备，对亚洲卫生演进史的讨论也就算不上全备。日本人对马桶的需求远远超出了亚洲其他国家。除去穷困潦倒之人，日本几乎家家户户都有厕所。不过，日本的厕所并非总在室内。厕所最初被建于离主屋较远的地方，尤其是在某条河流上。日语中厕所也叫做"卡哇亚"（Kawa-ya），或是河上小屋，贴切地描绘了这一古老的卫生设备。

日式厕所实为地面上一个长方形的开口，另加一块竖起的木板，木板供如厕者抓扶之用。西方人背对马桶，日本人则面对着它。现代日本便器仍旧如此。古代日本人如厕时必须蹲在坑洞之上。长方形坑洞下面是一个陶罐或半只油桶。日式宅子的厕所位于主屋前方，面朝大街。路人若有需要，便毫不犹豫地使用起了陌生人的厕所。而不少商业地带发现的厕所简直就是艺术品。装饰性的内嵌式木门极为精美别致，很难认出它们是厕所来，看起来它们更像是柜子或衣橱。

在日本，厕所通常由那些为粪便缴纳费用的人们来清理。作为一种肥料，粪便还挺值钱呢。其价格相当高昂，以至于穷人可凭自己的粪便换取的收入支付房租。而"高产"的农夫连房租费都不用付。他们都自制肥料。

§

18 世纪时，一位幕府的将军有天到郊外狩猎途中忽觉有排便之意。他不愿去农夫的厕所。这对于身份尊贵的他来说太降格了。除此以外最好的去处就是农夫的堂屋了，这位将军于是在农夫的堂屋正中央拉了堆屎。农夫不但不生气，还颇感荣幸哩。他扬扬得意地向四邻展示了粪便取样，邻居则对此艳羡不已。

§

在 19 世纪的日本社会里，贵族处于上流阶层。有这样一位珍视名誉的贵族，一位公主，到一户人家商谈某场即将举行的比赛。有如厕之意时，她感到无比羞耻。公主的名誉与地位令她无法走进平常的便所，汪洋大海才配得起她的身份，于是，公主纵身跃入大海撒尿去了。

§

迁都至东京前，日本皇室的便器都安放在古京都城里。京都历史悠久，博物馆、公园及圣殿里处处展示着它所传承的文化。还是皇城时，京都以精致优雅而享誉一时，它称得上是 18 世纪日本最为整洁的城市了。街头巷尾陈列着供大众使用的各式木桶。重视清洁卫生使该城变得愈发秀丽宜人，清理后木桶内的粪便可当肥料出售，商业也由此兴盛起来。

从前，京都女子优雅的姿态和娴熟的技艺可谓人尽皆知。有个故事是关于她们小便的。泷泽马琴于 1803 年写道："在京都，连上流社会的妇女也在众目睽睽之下站着小便。有一次我在街上闲逛时亲眼看到一名女子站着撒尿，而且还背对木桶（别忘了日本人是要脸朝便器的）。看起来她并不为自己的这一举动羞愧，也根本没有人嘲笑她。"

站着小便而不致弄得一塌糊涂的奥秘一直无人能知。也许日本女子通晓其他国家所不熟悉的女性解剖学知识。20 世纪早年，京都进入现代化改革时期，市政委员会认为有必要禁止女学生们站着排便。京都女子的聪明才智没过多久就消失殆尽了。

§

1603 年，日本人将其都城从京都迁至江户（今日东京）。17

世纪江户的一座城堡里装有可能称得上是那个世纪最为宏大的便器。该便器由价格不菲的日本柏树建成，有 450 平方英尺那么大，它由一系列木制箱子构成。每个箱子长 3 英尺，宽 1.6 英尺，高 3.3 英尺。幕府将军们爬进箱子顶部的一个洞里"办事"，而后，屋里的仆从会把箱子清理干净。

然而，清洁箱子之前，仆人们还得先服侍好将军。主子蹲下身去回应自然之需时，一个仆人用扇子给他带来清新空气，另一个仆人则"有幸"能为其擦拭屁股。严冬季节，便器用木炭烤热，出恭对于日本将军而言是种盛典。只有那些不怎么幸运的人，才可享有独处空间。

§

政府权力转移到江户，标志着日本进入了德川幕府统治时期。在日本历史上的德川时代（1600—1867 年），将军夫人可享用与丈夫的便器同等大小的如厕装置。二者的不同仅在于：妻子的器内物将清空到一个深不见底的坑洞里。有人曾经预言，此洞的深度足以容下一万年的如厕物。

§

江户人如厕可一点也不似京都人那般技艺娴熟，江户的女子不能站着小便，她们得蹲伏下身子。江户的街区更是不堪入目，肮脏而让人厌恶。由于没有公厕，人们在街上随处小便。鸟兽畜禽使情势愈发混乱无序。

现代日本

大部分日本人的生活既体现了现代价值与传统观念，又不乏迷信思想。闲暇时间，人们走亲访友、四处游玩。新旧方式的密切结合在生活的各个方面俯拾即是，便器上尤为如此。在日本，凡物各守其位。凌乱不整对他们来说极难容忍，以至于专门在盥洗室里摆放一双拖鞋以供使用。进去之前，日本人脱去室内拖鞋，套上"厕所"拖鞋。

§

日本人从未丧失其幽默感。美国人引进了好些日本卡通片：《忍者神龟》《恐龙战队》和《赛车》等。不过，人们对电视剧《乌戈·乌戈·路加》（ Ugo Ugo Ruga，音译）是否能吸引美国大众尚存疑虑。剧中有位人物叫做"普利·普利博士"（ Dr. Puri Puri），也叫斯廷基博士（ Dr. Stinky）。他是个眉毛浓黑、喋喋不休的家伙，出没于厕所间。这在西方可不怎么有市场。

§

多数日本人将便器安置在屋子朝北的地方。北方一直都与不祥之兆脱不了干系。来自北边的寒流令冬季变得无法忍受。病患总是被隔离在面北的房间里。身为俗不可耐的个人习俗的根据地，便所被安放在朝北的地方也就不足为奇了。

§

假使哪家遭遇不幸，例如有人意外死亡或闹了"家丑"，人们就请巫师来找出恶鬼。倘若这家人还没把便器移至房屋北面的话，巫师便建议他们这么做。在日本人看来，马桶放错地方可能招致祸患。

§

1985 年，日本组建了卫浴协会，以告知民众马桶的诸多用途，推进马桶业步步向前。过去的几年里，不少国际会议得以召开，世界各地知名的厕所爱好者汇聚一堂。发明家与产业界人士就卫生事业最新的进展各抒己见，尤其关注便器的发展前景及可能的构思。研讨会上，人们提出了各种便器构想，从务实求效的到稀奇古怪的，比如把马桶装在车辆的后座上，等等。（庆祝会上大家应行 50 次冲洗礼，并以"厕盆"游戏宣告结束——将便器陈列于大街上。）

§

东陶公司（Toto Company）在日本的卫浴用品市场上独占鳌

头。而在日本销量最广的便器当数集马桶与坐浴盆优点于一身的高科技马桶了。它令人垂涎的特性包括可调的冲水喷嘴及除臭剂等。马桶在日本人的生活中扮演着重要角色。

亚洲其他地区

印度

印度是世界第二人口大国，它得处理每日产生的大量粪便。现代城市里有西方游客最熟悉不过的厕所。然而，到城市贫民窟或农村地区游玩时，你仍会撞见亘古不变的卫生习俗。作为世界上最为古老的宗教之一——印度教——的发源国，印度已然形成了一种下水道不可用时可采取的、高度仪式性和组织性的粪便处理方法。不过，随着人口的激增，印度也可能为其粪便所累。

§

现代以前，印度人在个人卫生方面并无多少选择。富庶阶层可在远离主屋处修建厕所。穷人（往往不计其数）却不得不躲在灌木丛中，要不就"到园子里散个步"。园子在不少文化中一直是合乎逻辑的大小便场地。由于人们此举径直为植物和花朵添加了肥料，园主也往往不予追究。

印度大贤人倾其毕生精力与造成分裂的种姓制度做殊死斗争。甘地吸纳来自最低阶层的"贱民"加入自己的队伍，从而与古老的传统彻底决裂。尽管他意愿良好，事实证明有条禁忌根本无法打破。便器的清洗，过去是，现在仍旧被印度人看做一份只适合贱民的差事。仆从们清理房屋的任何地方，除了便器。屋主必须专门雇用一个单独的仆从，一个贱民，来清洗那一令人不快的装置。

通常人们都经由铁路游历亚洲及世界其他地区。火车可为旅客们提供诸多便利条件，便器的使用亦不在话下。与飞机不同，火车上并没有安装收集粪便的污水池，而是将其倾于铁轨上。所以，火车停靠站台期间禁止使用厕所。可以想见，在亚洲，绝大多数火车都设有蹲伏式厕所。火车的律动往往催人入眠，不过蹲下身子排便就不那么方便了。扶手可辅助人们完成这一举动，然而只有章鱼才能同时紧抓火车扶手，又宽衣解带呢。

穷苦不堪的人们依靠公共汽车系统穿梭于印度各地。由于缺乏便器装置，这些车辆必须不时地停靠一旁。身为谦恭有礼、举止得当而又虔诚敬神的公民，男人们会到马路一边撒尿，女士们则去另外一边。

印度乡间生活从各个方面来说都相当原始。厕所设施通常是河流，对于少数幸运者而言，则为四面围起、用茅草覆盖的小棚里的一只桶。桶旁放着一罐水，用来冲洗。使用河流时，礼貌要求人们或在太阳升起之前，或于日落之后行事。

东南亚

19 世纪到东南亚旅游的人们几乎看不到现代卫生设施的踪影。很多村民仍以老得掉牙的方式如厕：把奔流的小溪当做厕所。如果水流遥不可及，那么在灌木丛后或地上的一个坑洞里蹲上几分钟便可了事。专为收集粪便而造的建筑寥寥可数，亦未取地理形势之便。

不少马来西亚人以水流之上用砖石建成的小棚为家——这也是人的粪便合理的排放之地。遗憾的是，河流同样是食物（鱼类）、饮用水的来源，用它清洗衣物及厨具，甚至是埋葬家庭成员的地方。人们确信，病死的人曾被恶鬼上身，因而必须先扔到河里后方可焚烧。与之类似但稍小一些的屋子成了"思考者之屋"，即盥洗室。盥洗室建于主屋后方，通过木头铺设的走道相连。一切都堆砌在摇摇晃晃地架在河上的枝条上。室内，木制地板上几条间隔较大的条板横穿房屋。使用者仅需蹲伏在条板间的一个开口处便可完事。该室使出恭之举不被瞧见，却不能阻隔其声响。为数众多的东南亚人却连一丁点隐私也不可奢望。他们只是铺一块木板，向溪流倾囊而出时便踩踏其上。

§

现代缅甸城市提供的设施与许多东南亚城市中的毫无二致：蹲式便所。可从一只桶里舀水，将沟里的粪便冲洗下去。由于地面变得滑而不稳，椰树叶的茎部可做扫帚，刷走污渍。游遍整个小村庄，人们往往只找到一间厕所，这还算是幸运的呢。厕所位于村庄较远的地方。有的厕所并没有采用房屋结构，仅有一个敞开的坑洞。使用坑洞或蹲伏在灌木丛后时，一定要咳嗽，使路人知道你的存在，以防有人闯入。

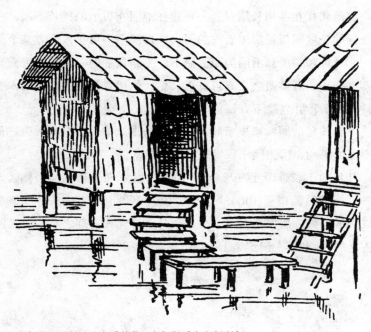

马来西亚厕所（选自爱德华·摩尔斯《东方便所》）

§

　　婆罗洲的野生丛林以猩猩和猎取人头的蛮人而声名远播。这些住在森林里的原始部族出人意料地斯文有礼，尽管其小屋里挂着皱缩的头颅。该部族群居在简陋的长屋里，女性在厨房的角落里解决自然之需，男子则在远离住所的地方寻觅灌木丛来舒展身心。某个人蹲伏期间，凝视或观看其行为会被视为无礼之举。无视之礼（Miss Manners）则备受推崇。

部落居住在共用长屋里，一种建在地面支板上的狭长小屋。较为现代的长屋则倚赖房屋后方的阴沟，这些阴沟可排入下方某个便池中。垃圾和粪便都沿阴沟顺流而下。公厕顶端的一根圆木可充当便器，令如厕者排便之余亦可沉思冥想。使用者将屁股靠在圆木上保持着平衡，并鸟瞰下方翘首等待猪群。

不少长屋的厕所离屋子颇有些距离。季风季节，上厕所简直是不要命的举动，因为洪水骤发现象极为寻常。

几年前，联合国儿童基金会（UNICEF）向处于缅甸雨林区入口的一个城镇捐赠了 1000 个公厕，以改善当地的卫生条件。该举措以失败告终。居民们光顾了公厕数月，待无人清理之时，便又回到古老的"厕所"，河流之上。

§

据悉，浪漫主义者们如厕时可观赏繁星。巴基斯坦很多家庭夏天就住在屋顶。其屋顶设施完备，便所隐藏在砖墙后面。巴基斯坦的便所与中世纪城堡中的私室异曲同工，它将污物沿一条加以遮蔽的路径倒入地下的排水道中。比护城河可先进多了。

英国人离开巴基斯坦时，留下了在凳子下方放桶这一形式的"政府便座"。改进后的封闭式马桶在偏远的胜地和住户中仍可找到。手纸几乎无处寻觅，清洁的木桶倒是必备之物。被称做清洁工的男子负责每次使用后清理木桶。

世界其他地区的出恭之举

非洲

在马达加斯加旅游时得步步留神。游历这个岛屿上的小镇令疲乏不已的游人们大伤脑筋。男男女女在街头小便的景象一点也不罕见。

据 19 世纪闻名遐迩的英国旅行家理查德·伯顿所述，桑给巴尔城（Zanzibar）让人联想起猪圈，而不是《一千零一夜》中浪漫的主人公们。海滩上粪便随处可见，因为人们把沙滩当做垃圾箱。河流成了整个城市的便池。伯顿甚至记载说曾目睹尸体漂浮在水里。他对途经该城街头巷尾的所见所闻未作评述。垃圾、动物和人类的粪便仿佛迷你障碍那样遍布各地。

在南非，不少黑人仍以缺乏室内厕所的房屋为家，不过他们通常有间社区茅房。对居住在南非偏远地带的黑人而言，卫生条件更加恶劣。他们的房屋由泥砖制成，地板则是牛粪和尘土混合而成。有排便之需时，人们走出屋子一段距离，在光天化日之下解手。

俄罗斯

新制度在改进俄罗斯农村地区的厕所装置方面鲜有作为。边远地带仍旧没有马桶。少数人有幸得以在围墙外不远处的地面上挖一个坑。早些时候，村民们共用河边某个墙角下的坑洞。未能落入坑洞的污物被清扫到河里。俄罗斯的冬天对每个人而言都是种残酷的考验，对西伯利亚人民来说更是如此。处在这一严酷气候下的俄罗斯人得用镐将冻结起来的便坑清空。生活在严冬气候下的好处之一便是：整个冬季便坑都不会发臭。

　　在俄罗斯城镇居民的房屋里，盥洗室被一分为二，马桶在一个房间里，浴缸和洗涤槽则位于另一间房。西欧人有着与此类似的卫浴装置，这种做法隐含的哲理为：人们坚信，使用马桶是肮脏不洁的，因而它需要单独的房间。

南美

　　南美圭亚那地区的崴崴族（Wai Wai）将现代社会与其传统风俗融合起来。他们的小屋与其耕种的田地之间，是一块被称为"无人之地"的区域。田地和居住区里禁止村民排便。但"无人之地"备有解决生理问题的厕所。尽管有了厕所，不少村民仍宁愿步入雨林去"办事"，或倚在空旷原野的某根圆木上解手。

11. 战地厕所

早在林登·约翰逊（Lyndon Johnson）总统与罗伯特·肯尼迪（Robert Kennedy）端坐在马桶上商议国事之前很久，厕所就在美国的政府管理工作中扮演了一个极为重要的角色。前面的章节叙述了各个群体处理人类粪便的方法。而在战争、和平与大开发时期，美国联邦政府对与排便有关的问题处理得又如何呢？历史上，关于粪便功用经历了这样一种转变：中世纪时人们将城堡护城河里的人的粪便用于防御，后来却又将粪便视为对国家安全的一项重大威胁。

美国南北战争

人类粪便在美国内战中扮演的角色突出体现了南北双方所能掌控的资源的差异。双方都因各自军队中流行病的肆虐而忧心忡忡。由于数千人驻扎在极为有限的地区，污秽和疾病所带来的恐惧简直可同战场上的浴血厮杀相提并论。一名来自北卡罗来纳联盟（Confederate North Carolina）的士兵写道："这些大战还不如热病来得恐怖……"

1861 年 4 月，北方联盟组建了美国卫生局，以防疾病侵袭。卫生习惯成了一个需要首先加以考虑的问题。受英国卫生局在克里米亚战争（Crimean War）中做法的启发，美国卫生局采用了某些知名健康专家所提倡的卫生规章，譬如约翰·奥德罗诺斯博士（Dr. John Ordronaux）在《写给志愿者的健康提示》（*Hints on Health for the Use of Volunteers*，1861 年）一书中所提及的那样。

根据约翰·奥德罗诺斯博士的报告，建在军营中的厕所、小便池和化粪池除非建在河流之上，否则都必须频繁地进行消毒处理。每天都有大量的氯化物、硫酸钙、硫酸铁及各类硫酸盐被倾泻入便坑里。要根除病患，就得阻止苍蝇孵化。夜间，每个宿舍的门边都放有尿壶，以期人们不把尿撒到地上，而是到最为近便的厕所。

野外宿营时卫生问题更成了一场莫大的考验。刚开始，人们总是在扎营的最后才在离帐篷不远处搭建厕所。出于维多利亚时代盛行的谦恭有礼的风俗，有人建议用灌木丛将便坑四面围起。每天挖掘便坑时积存的泥土被用来覆盖日益增多的粪便。出于对病人的恐惧，他们还为那些"来自医院的病患人士"单独设立了一个便坑。

除了敌人的突然袭击，痢疾是一支军队安营扎寨时面临的最大威胁。对此，约翰·奥德罗诺斯博士建议，不论天气如何和在什么时间，士兵都贴身穿着法兰绒衣服。奥德罗诺斯断言，用围裙或绷带盖住腹部和腰部，士兵们就能够避免染上腹泻和痢疾。除了上述毫无根据的建议，奥德罗诺斯还提议，得了痢疾的人应避免饮用液体。

南部联盟则把人的粪便视为一笔不可多得的财富。用于制造火药的化学品极为匮乏，严重阻碍了其"反叛"进程。通过使用从人尿蒸馏液中提取的硝酸钾，南方联盟的火药生产得以维系下来。妇女们则"捐献"她们的尿液，为战争略尽薄力。

第一次世界大战

写于 1915 年的军事手册延续了军队卫生设施这一主题。除了改进后稍显舒适之外，这些设施基本维持了原来的面貌。视驻扎的场所和时间长短不同，野外营地可采用好几种方式对人类粪便进行处理。"军官的军事任务"就有可能是对粪便进行焚烧、掩埋或运输。

有一种不受欢迎的粪便处置方法便是，用专门的炉子焚烧粪便。焚烧粪便不光发出明显的怪味，而且代价高昂，极难管理。事实证明，那种设备价格不菲，还不易搬运。处置粪便的一种理想方法是在河边搭建帐篷。可以通过木制水槽把水箱与小河连起来，或者直接把便椅建在水面上。不管选择何种方法，用河流来处置人类粪便都为士兵提供了一个干净卫生的环境。

用提桶或者推车运输军中粪便很不可靠，因为需要花费大量的人力和时间，因而极少被采用。大多数军营都是依靠便坑来满足士兵的生理需要。便坑使用便利、造价低廉，而且如果管理得当的话还相当干净。

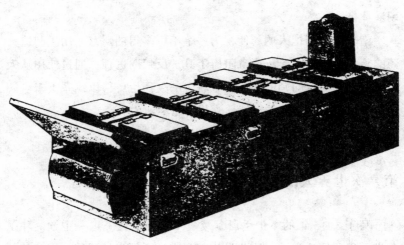

粪便焚化炉（引自 1915 年《军队卫生基础》一书）

到达一个营地伊始，勤务兵就在厨房的相反方向一端选一个地点做便坑。在临时帐篷里，士兵们则搭建一个浅浅的"跨式"便坑。要驻扎的时间越长，便坑也就会越复杂。"跨式"便坑只有一英尺宽，方便时人只需叉开腿站在便坑上。若是大型驻防，人们会并排地挖出好几条沟渠。蹲在"跨式"便坑的边上是不被允许的，因为大家都知道，把屁股撅进帐篷里非出乱子不可。

基于卫生的需要，人们在野外营地搭建较为耐用的便坑时还在便坑上搭建木制便椅。他们在指定的区域开挖了几条 8 到 10 英尺深、3 英尺宽的沟渠。所提供的便坑的数量必须能同时解决 5% 到 8% 的士兵之需。便坑上架着形态各异的椅子。以其发明者约翰·哈佛（John Harvard）命名的"哈佛箱"便是一种较为常见的座椅。"哈佛箱"由三个洞组成，它的内部构造与厕所相仿，却可以搬到下一个营地继续使用。毫无装饰的厕所座圈则仅为架在便坑上边交叉的棍棒中间的一根木棍而已。

当便坑中的粪便离沟渠的顶端已不到一英尺时，士兵们就用泥土把这个便坑掩盖起来，并在新的便坑挖好之前在那个地方做上记号。另外一种处理办法即为焚烧便坑里的东西。为保证便坑里的火不熄，勤务兵必须不断添火，而不是使用什么新奇的玩意儿。担负此责的士兵可以向便坑里扔稻草和原油来引火，用木棒把粪便挑到火里去。马粪也可用作一种引火物。一匹马一天能拉出 8 磅重的粪便，能够将四个人的粪便焚烧干净。焚烧粪便的诀窍在于让火苗达到白热化的程度。

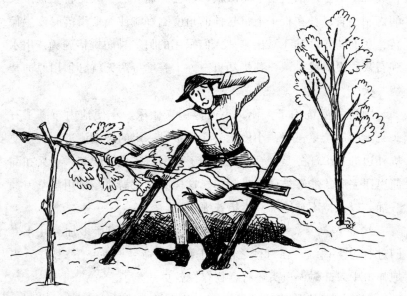

一战士兵正在使用便椅

军用厕所很难维护。必须提醒士兵们，不要往便坑、厕所或小便池里乱扔垃圾。污物，通常是布料和食物，阻碍了设备的运作。为了阻止这些垃圾，特别是在那些连接下水道管线的厕所里，人们在便坑入口处安置了一道金属网或者一个很大的木制螺杆，以起到过滤网的功用。

是否在军队便坑上搭建厕所则取决于其所在位置。永久性的营地里，水箱和小便池上方都装有小棚子。棚子是由电镀铁、木头或者砖建成的。许多厕所都没有房顶，可呼吸新鲜空气，亦可观赏满天的繁星。

防止便坑里苍蝇滋生无疑是一个大难题。首选的方法似乎是在粪堆上洒上原油。由于防溅板可能会弄痛屁股，人们将一根细长的锡制小管悬挂在板子上，悬挂的角度刚好能使粪便滑落时发生偏转，从而防止原油飞溅出来。人们采用的另一种防蝇措施为：用水和石灰湮没粪堆，杀死苍蝇幼虫。一个粪堆每两天就必须用原油焚烧一次。

厕所的便坑用于大便，小便池用来撒尿。小便池内布满了石头，上面用杂草覆盖，小便池要么直接沿一定的坡度流进便坑。便坑外边的突出部分是一个漏筒，为了便利，建成齐腰高。士兵在漏筒里尿完后，能够被便坑吸收掉。这样漏筒就需要经常用割草刀捅一捅，以保持不被堵塞并不招苍蝇。

20 世纪初年，每一支志愿者队伍都需要对卫生多加关注，专门进行卫生训练。在打仗之前，士兵们被命令"去一下厕所"。当炮弹击中胃部时，里头还有食物存在就更危险了。

士兵们只能使用手纸，而不是报纸或其他常见的擦拭物，这一点非常重要。只有手纸才能让肛门"免受擦伤或者刺激"。士兵们方便完毕必须仔细检查自己的屁股。检查健康被认为是一种好习惯。

营地会为士兵提供改造过的小便池，以免他们随地小便。房门附近的墙上挂着提桶，要不就在入口外边放上便桶。众所周知，历史上不同文化和不同时期的人们都会在他们最钟爱的地方小便。

抗战前线

第一次世界大战改变了以往战时的卫生措施。经常会有上百万人在地下开挖的战壕中生活数月之久。像老鼠一样生活也就意味着要与人的粪便一块生存。行军时以及在临时营地里的军队依靠浅浅的沟渠来处理粪便。在战壕里挖沟渠这在战争一开始时看起来是个挺好的主意。离前线战壕不远的一条小沟渠被指定接收军队每天的粪便。这一做法的愚蠢在一场暴雨之后就变得显而易见了。

便桶很快取代了卫生沟渠。空油桶被改装成厕所便桶。按每1000人每天排出600磅大便和300加仑尿计，达到卫生要求可占去士兵们不少时间呢。由大队人马负责将排满了的便桶运送到后方，再把新的便桶推至前线。粪便被掩埋或者焚烧掉。军中有条规定，不准把它倒在最近的弹坑里。尽管此种做法极为便利，但倒在弹坑里会污染周围的环境，进而引发疾病。

随着战争的进展，人们也追求方便过程中的舒适。便桶被改造成一种置于带盖子的箱子里的马桶。士兵在解决自然需求时可以坐着享受一小会儿战役之间的余暇。一些箱子甚至里边还做了划分——一边用于小便，另一边用于大便。通过这种区分，一个便桶就能够在被送往后方之前供更多的人使用。便桶放在离主战壕不远的防弹掩体里，防止潜在的巨大混乱。一些沟渠还建有一个用石头码成、稻草覆盖的小便坑。人们可以直接向这些坑里撒尿，因为这些"水"很快就会被吸收掉。

前线战壕所用的临时厕所（防蝇设计）

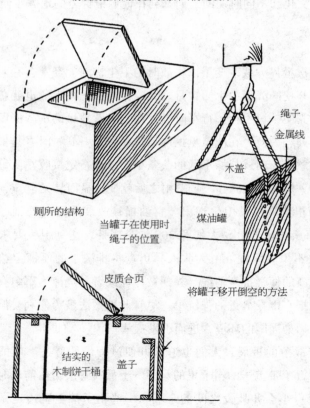

绳子

金属线

木盖

厕所的结构

当罐子在使用时
绳子的位置

煤油罐

将罐子移开倒空的方法

皮质合页

结实的
木制饼干桶

盖子

饼干桶改装成的厕所（引自约瑟夫·福特《战场卫生点滴》）

战场附近的法国小乡村发现有陈旧的卫生设施。很少有水箱，而是只在室内地面上用一个漏斗状的开口做成一个便坑。便坑极其原始，没有用水泥加固，没有任何便椅，没有厕所门，也没有任何冲水装置。

第二次世界大战

在二战中，宣传成了一种艺术形式。美国日常生活的每个角落都充满了关于战备工作的口号。海报、电影、广播和报纸报道了敌军德国军队和日本军队的邪恶。"胜利花园"（Victory Gardens）和"女子铆钉工"（Rosie the Riveter）提醒着市民他们对这个国家所负有的责任。厕所在心理上对战备工作做出了贡献。在欧洲，便壶的内侧上被印上了一张希特勒的画像，上边写着："啊，我看见什么啦！"这是提醒人们要记得"给他一次冲击"。

人们运用一个有关德国解剖学的生物理论，来对敌人的公众形象进行了打击。埃得加·伯瑞伦（Edgar Berillon）医生发表在《巴黎医药协会报告》中的文章，阐述了他的关于德国人深受困扰的"粪便过多"和"体臭"的理论。他断言，德国人已被确认的身体机能存在种族缺陷，这些缺陷致使他们实施非人道的犯罪。伯瑞伦医生宣称能够通过验尿来侦察出德国间谍，因为他声称德国人要比其他民族的人多分泌出 5% 的非尿酸。此外，对一个德国人的尸体解剖他揭示了粪便过多的原因。德国人的大肠要比通常的长 9 英尺。（这位医生还补充说，人所熟知，有时法国人也会出现这种紊乱状况。)

太平洋战争期间，日本俘虏了一些驻扎在菲律宾的美国军人。这些战俘被"地狱之船"运到了日本。船如其名。在某条船上，2000 名美国战俘被塞进一节货舱里。由于没有足够的站立空间，这些人就按照一种组装线的模式来分享食桶和便桶。在黑暗、狭小的角落里，很少有人能分得清哪个桶里是食物，哪个桶里是粪便。不到三天，就有 300 名以上的战俘断了气。

现代军队

美国拥有世界上装备最为精良和训练有素的军队。地球上任何地方一有麻烦，武装部队就能够满怀信心地立即做出反应。尽管飞机要花费上百万美元，炸弹也是智能型的了，然而自世纪交替以来，对战地粪便的处置还是没有多少改观。

陆军

在 1862 年美国内战中，麦克莱伦将军（General McClellan）的陆军无法攻下南部联邦的首府里士满，因为他的士兵有 10 万多人得了痢疾。在州与州之间爆发的战争中，痢疾共夺去了 7 万士兵的生命。其中大部分牺牲者打过美西战争，他们挨过了枪林弹雨，却逃脱不了痢疾的魔掌。第二次世界大战延续了这一趋势，像缅甸的"梅里尔掠夺者"等知名战队由于痢疾伤亡而宣告解散。有一个排的士兵得的痢疾如此严重，以至于他们宁愿割破裤子，以此来迅速排泄。

这些事件都在一门课程里被引用过，这门课是筹备于20世纪80年代，由美国陆军步兵学院开设的"战场卫生入门"。卫生在现代战争中继续受到优先考虑。敌人（或灌肠剂）是痢疾，苍蝇是源头，原因则是人类粪便的不恰当处置。

令人惊奇的是，这些用于处理战场粪便的设备虽不是现代技术的产物，却早在1915年就有军事手册描述过了。这些设备包括跨沟渠厕所、深坑厕所、焚烧式厕所和小便浸润坑等。没有自来水管时，战地士兵们就得在地面上焚烧粪便。然而，今天的士兵对不讲卫生可能招致的后果有了更为清醒的认识。人们密切关注运用消毒或掩埋等方法进行粪便处理，这就防止了危险的疾病在地面部队中传播。

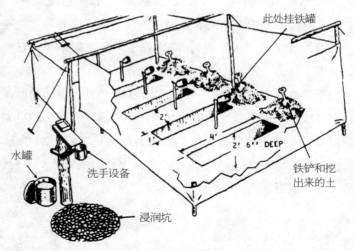

现代战场设施（1984 年美国陆军步兵学院）

P. C. 并不只是指代政治上正确无误。它也是理查德·戴尔兹（Richard Diaz）发明的一种厕所的名字。这种个人便桶（Personal Commode）是设计给士兵在战场使用的。这种 P. C. 为一种塑料边框的 10 英寸的纸板设备，能够折叠起来以便挑运。由于可以生物降解，衬垫能安全地加以处理。个人便桶一般选用浅褐色或者军用伪装色。

海军

海军处理粪便则较为简易。海洋提供了一个理想的倾倒场所。而在港口里，废物桶用来装污水。把污水倒到外国领属的港口决不是什么好外交。废物桶里的污物曾一度被倾倒在公海里。

海军舰船专门征募了专职士兵，负责保证污水管道畅通无阻。精英"海豹"突击队，也被亲切地称为"狗屎巡逻队"（Shit Patrol），在舰船的维护中担当着重要的工作。狗屎巡逻队负责巡查厕所，疏通堵塞了的"拉屎者"。海军舰船甲板上的厕所，有个鲜为人知的事实就是，用来冲洗便坑的水是海水。

历史上男性专有的堡垒——武装部队里女性的出现，如何保证女性的需求成了一大问题。必须建立独立的生活区和厕所。早先的那些针对女性的规定反映了男人们所持有的传统观点。20 世纪 70 年代，美国的约翰·肯尼迪号海军航空母舰上将女厕所涂成了粉色，而把男厕所涂成了灰色。

空军

且不管大多数飞行任务只持续几个小时这一事实，空军在为飞行员提供卫生设施上也遭遇了难题。飞机和直升机上只有一个飞行员尿壶。这一装置被藏在飞行员座椅下面。要使用它，就必须做一系列高难度的动作。飞行员伸手到其座椅下找到尿管，在操纵控制飞机的同时，他拉开拉链，从连身的飞行服里掏出身体的那个部位，然后把这一装置贴近那一部位。假如飞行员想大便，那可就很不走运了。如果飞行员为女性，那就更不方便了。

飞行任务中小便之尴尬，使得大多数飞行员选择一直憋着，直至他们落地后才去方便。假如他们等不及到达目的地，有些飞行员就会在途中来个"方便暂停"。人所共知，当进行跨国飞行时，赫赫有名的雷鸟（Thunderbirds）成员总是会离开他们的飞行序列，并在最近的机场上实施着陆以便使用厕所。

悲惨的是，飞行中使用尿管的繁琐已经断送了一些飞行员的性命。战斗机的驾驶员座舱非常狭窄。操作椅子和脱衣服时，飞行员得解开他的安全带。一位前 F-16 战斗机飞行员描述了这样一次事故：一名飞行员脱去衣服时，他的座椅安全带挂住了副操纵杆，致使飞机突然转向，失去控制并最终坠毁，该名飞行员身亡。在另一次事故中，一名飞行员正力图往尿壶里小便时，一不注意将自己弹射出了飞机。

太空

1961 年，阿兰·谢帕德（Alan Shepard）进行了第一次成功的美国载人太空飞行。尽管他并不是飞入太空的第一人，这一历史事件仍标志着美国人开始载人探索。现代人可以到达其自身世界以外，直至太空，然而大自然不会容许他忘记自身的卑微。

在为他的传奇式太空飞行做准备时，谢帕德数个月来每天都练习如何穿上他的增压太空服，并爬进狭小的太空舱里去。起飞那天，云层的出现和几个小小的机械故障致使谢帕德在发射台上的太空舱里待了 4 个小时之久。这时突然出现了一个大问题，谢帕德想要小便。他总不能延迟发射，改去厕所。他可是花了好几个小时才穿上庞大的太空服，把所有的监视器贴在身体的不同部位。不仅如此，整个世界都在拭目以待。

在《太空先锋》（*The Right Stuff*）一书里，汤姆·沃尔弗（Tom Wolfe）忠实地记述了这一危机的解决办法。谢帕德将其处境传递到了地面控制中心。最显而易见的解决方法就是：允许谢帕德尿到他的太空服里。然而，问题在于，贴在谢帕德身上的监视器是专门用于探测体温的升高，并相应地释放出氟利昂给身体降温的。撒尿会导致增压太空服里的温度升高。而进入太空后太空服将如何反应尚不确定。但为了不延误这次任务，控制中心叫阿兰·谢帕德继续此次任务，将尿撒在自己的太空服里。

谢帕德感到膀胱里一阵放松，但这一松快很快就被对增压太空服的关注所取代。不出人们所料，氟利昂被释放了出来，不过幸运的是，当温度恢复到正常时它又消散了。在太空舱里，谢帕德的双脚在空中摇晃，尿液慢慢地涌上了他的头。尿液顺着身体向上流淌，谢帕德开始担心，它会不会导致太空服里的许多金属导线短路呢？最终，尿液在他背部的一小块地方停留了下来。一场大灾难得以避免。

20世纪六七十年代的阿波罗计划力图通过限制宇航员食物中的纤维量，来免去处理粪便之苦。当排便的需要已经不可遏止时，阿波罗宇航员就使用增压太空服下面紧贴身体的"排泄物盛放袋"。撒尿则简单得多。宇航员把一个像安全套似的袋子套上，连接着一根引向一个瓶子的管子。这一装置有点像军用飞机上的设备。

在太空处置固体废物无疑是另一个大难题。在零重力的大气层中，排泄物盛放袋里装着的粪便在宇航员正设法处理时经常会跑出去。一些宇航员就用抹刀把飞行的粪便拍进袋子里去。一被逮住，就必须在其中放入消毒剂进行中和。宇航员将像揉生面团一样来揉捏袋子，直到里面所有的东西都混合在了一起。

肠胃胀气在太空中比在地球上是一个更大的麻烦。阿波罗太空舱设计的匠心独到之处就在于，该舱电池燃料的一种副产品便是水。宇航员饮用这种苏打水，有点像夜总会里的苏打。该设计的另一个副产品是肠胃胀气。依照宇航员巴兹·阿尔德林（Buzz Aldrin）的建议，他们使用了自己的喷气推进器，而不是使用火箭来提供动力，使太空舱返回地球。

太空实验室在厕所设施方面并没有提出什么改进措施。一个差强人意的粪便管理系统被开发出来，即把收集来的粪便倒进一个箱子里。一个改装过的、装有把手和座椅安全带的厕所被安放在墙上。工程师们设计了一种依赖空气的系统，而不再使用水来冲洗粪便。这个厕所仿照那个"超级厕所"，使用时，首先喷射一些空气到宇航员的裆部来协助其放松并分开屁股，可在零重力下运作。跟着，第二次喷射空气，把粪便冲进厕所。这个特殊的厕所还将固体粪便和液体粪便区分开来。太空实验室系统的一个缺点在于：处理粪便需要两位宇航员来操作那个密闭罐。一个人操纵设备，另一个人则需阅读一份分 9 个步骤进行的检查表。

粪便的收集和处理可给宇航员制造了不少麻烦。固体物质一直被存放在废物罐里，直到它到达地面被适当处理掉，占用了有价值的空间和载重量。大便不能往太空里扔，因为人们担心它会与飞船相撞。尿液倒是可以喷到太空船的外面。然而，这种处理方法所导致的麻烦远远超出了人们的预料。在太空中，尿液被蒸发，进入云团，紧跟在太空船后边。为了避免挡住宇航员的视线，喷洒尿液的时间都设定在地球和太空的照片已经被拍下来之后。

航天飞机时代标志着太空里厕所的最后升级。但它的到来伴随着沉重的代价。当初设计的粪便管理系统可供一支 7 个人的队伍使用一个星期。经过改造后，使用时间延长到了 14 天。最终，很显然，如果要继续在太空中探索，就必须在飞机上安装一个全新的系统。美国宇航局向汉密尔顿标准公司（Hamilton Standard）订购了一套下水道系统。这一新型厕所在"探索者号"太空飞船上首次亮相，可以说是宇航员们的一个直接成就。但当新厕所的造价发布出来以后，争议就出现了。美国宇航局为了购买这套系统支付了 2340 万美元的天价。

在国会的太空专门委员会讨论厕所的保护之前，一位来自国家宇航局的发言人描述了太空船上的粪便收集系统。该系统远不止是一个厕所，而是相当于一个污水处理厂，它"内置于一个有半个电话亭那么大的空间里，在失重的环境中工作，使用相当于 4 支 100 瓦的灯泡等量的动力"。由于没有重力存在，需要一股持续的气流来使粪便与人体分离，冲洗掉它并防止其漂流。在航天飞机小小的密封舱里，7个人要生活长达两周甚至更长的时间，粪便的管理便需要得到极大的重视。

2340万美元的厕所解决了现有粪便系统的问题。在为女士提供了一个较之以前更为舒适的环境的同时，它改进了粪便的存储和密封方法。此外，新厕所还能基于实验目的来监测工作人员的尿液情况。

12. 最后的乐章：厕所轶事

—— 我们这就开始吧！

恐惧

众所周知，蹲在厕所里，裤子卷到脚踝边上，这使如厕者处在一种最容易受攻击的境况。且不说别人冒失地闯进来，至少你还得留点神，一不小心什么东西就会掉到你下面的便池里。什么东西都有可能通过下水道闯进你的厕所。曾有许多报道说，蛇、老鼠和松鼠，把掀开马桶盖的人吓了一大跳。

一位来自乔治亚州的妇女就曾遇到奇事。她正在如厕的时候，窜出来一只松鼠，抓伤了她的屁股。一位在柬埔寨旅游的旅行者也发现自己曾处于差不多的窘境，当他正在用一个坐落在污水坑上的室外厕所时，他被在下面污水坑里嬉戏的一只猪咬到了屁股。

不幸的是，联邦调查局没有保存发生在厕所里的暴力侵害的记录，因而无法估计出究竟有多少人遭到了类似的袭击。

财富

一位得克萨斯州的男士发了一笔意想不到的横财。在一些天里，75支圆珠笔居然通过下水道从他的厕所里冒了出来。这个谜团仍没能解开。下水道公司的人也说不清那些圆珠笔是如何跑到那儿的。这些圆珠笔仍然能写，足见其质量是上乘的。

§

为了寻求赚钱的商机，一位企业家给那些懒惰的狗主人设计了一种装置。狗用厕所使得主人不必再把狗牵到外边去排便。这项发明只需对一般的厕所稍加改造。在厕所旁边搭建一小段楼梯，使小狗可以够得着一块铺在便池上方的厚木板。小狗行方便时只需要蹲伏在木板上并保持自身的平衡即可。

黑色幽默

在你放小孩的地方可得留点神。一位坐火车去津巴布韦旅行的妇女带着她的小孩一起进了厕所。令人费解的是，那个小孩子竟然从厕所的便池中滑落到了下边的铁轨上。两位新闻评论员因为在报道这条新闻时肆无忌惮地调侃而被停职了。他们居然对那个小婴儿的命运只字未提。

§

肠胃胀气的爆炸威力对那些玩过放屁时凑近火苗来制造小爆炸的孩子来说是再熟悉不过的了。由于沼气的累积，下水道的管线里也演绎着同样的故事。近来在俄亥俄州，理论变成了现实。地下的下水管道在大风天里释放出了大量的沼气，结果导致了一起厕所起火事件。

显而易见的是，厕所发生爆炸并不少见。荷兰的一户人家在不到两年厕所就爆炸了三次。这位荷兰佬抱怨说："爆炸毁坏了整个便池。"爆炸的原因被认为是有污染物。

§

在 1993 年 12 月的《苏格兰医学杂志》(*Scottish Medical Journal*) 上报道了"格拉斯哥（Glasgon）厕所的倒塌"这一事件。当厕所出人意料地倒塌时，正在其间如厕的三个人受了伤。被紧急送到医院后，受伤者因为他们屁股上受的重伤而受到了广泛的医学关注。

公共建设工程局的主要职责是保持城市基础设施的良好运转。如果该局自身的一幢新大楼在建设过程中，忽视了一丁点小细节，会发生什么呢？在华盛顿的亚齐马地区，厕所爆炸了。这看起来是因为一个小细节被忽略了——大楼的下水道管线钩住了输送废物的主管道。结果，下水道管线被塞得满满的，直到没余下一点空间，进而所有的厕所全都被炸得飞上了天。

犯罪

当一个人坐在便桶上，裤子绕在脚踝上或者衣服箍在腰际，他或她实在很难做得了什么来保护自己。窃贼们就是利用这一点，在女士用这些设施时公然攫取她们挂在门上的财物。为了打击在新泽西公共厕所里日渐频繁的抢劫罪，警方拆除了厕所门上所有的钩子。于是，他们就打起了另一个歪主意，即胆大包天地重新再安上钩子并继续行窃。

§

在佛蒙特州，当一位农场主看到他不久前被烧毁的房子的残留物时大吃一惊，这所房子他出租给一个家庭长达 12 年之久。卫生官员身着防护服进入废墟中调查，发现房子里有差不多 80 个 5 加仑重的桶装着人的粪便。很显然佃农们不愿意铺设管道，而依赖于传统的废物处理方法。

§

当戴维·迪金斯（David Dinkins）担任纽约市市长时，政府大

楼里发生了一连串的盗窃案。窃取的目标是抽水马桶的把手。超过
109 个的抽水马桶把手被盗，其中包括市长办公大厅下边的一个。
没有人知道这是怎么回事。

§

处置失当可能算不上是犯罪，但其结果却可能是。华盛顿的市
政府的表现就使得其在 1995 年 5 月的支持率创下了历史新低。城
市的厕所用品供销商停止了此后的产品交付，因为市政府一直未为
其旧账埋单。于是成千上万的工人被迫使用没有厕纸的厕所。

特殊效应

在印度新德里，对废物的回收利用已经相当高效。从 40 多个
公共厕所收集粪便，将其处理后用来提供能量，用于开发道路照明
和做饭用的燃气。按印度有 8 亿人口计，生产出的能量可以供应全
国上下，甚至有可能满足整个南亚次大陆的需求。

玛丽·罗奇（Mary Roach，《读者文摘》专栏作家，《纽约时报
杂志》《Vogue》等撰稿人）采访了一位擅长厕所研究的微生物学家
查克·吉尔巴（Chuck Gerba）博士，写出了一篇题为《我从清洁博
士那里所学到的……》（"What I Learned From Dr. Clean..."）的知
识广博的文章。我从这篇文章里学到的东西足以让那些患卫生妄想
症的霍华德·休先生们（Howard Hughes）无颜再活在世上。

吉尔巴博士通过大量的调查发现了厕所里的一个现象，他称之为"喷雾化"。每当厕所用毕冲洗之后，一股看不见的喷雾就被释放到空气中，包含着抽水马桶里能找到的所有细菌。那种喷雾落在6英尺以内的每个物体的表面，包括你的牙刷和洗手香皂。盖上马桶盖并不能解决这个问题，因为这种喷雾能持续2到4个小时，并且能够发散到下一个揭开马桶盖的人的脸上。

吉尔巴博士是如何证实厕所里存在喷雾的呢？他采用了一种叫做"便桶曲线图"的方法。在向抽水马桶里喷了蓝色染料之后，吉尔巴博士在便池上方放了一张纸，然后冲洗马桶。纸上出现了许多蓝色的小点，这就表明了成千上万个细菌的存在。

在细菌无处不在的情况下，人能做点什么呢？显然，能做的不是很多。除非清洁器自身是一个消毒剂，否则很难实现真正的清洁。吉尔巴博士比一般人要懂得更多的厕所卫生常识，他用火球来清理他的厕所。在马桶的边缘涂上少量的酒精，用火接触边缘并飞快地移动，就实现了一个无菌厕所。对一般家庭来说还没有什么值得推荐的好方法。

商业主义

每个人都见识过公共厕所墙壁上醉汉的激情、女学生的迷恋以及新秀诗人的抒怀。厕所幽默的受欢迎程度已为麦迪逊大街新近的电视商业路线所证实。现在印刷广告商想通过把广告印在厕所墙上的办法来赶上这股潮流赚钱，这可不是什么好主意。广告公司这一手甚至连业余的厕所涂鸦者都赶不上。当然，我们也可以退回到以前那个时代，在紧靠便桶的钉子上挂一本破旧的目录册。今天的广告可能遭遇与目录册一样的命运，简而言之，被用来擦屁股并被冲进污水沟。

§

"涂鸦"的历史能够回溯到墙壁第一次出现的时候。洞穴的墙壁是现代以前人类艺术的见证，也有人说是涂鸦。古代的城墙，例如在罗马和庞培，常常布满了反映政治和社会生活的刻画。然而，厕所涂鸦的历史要短得多。直到16世纪，还很少有建筑物里设有专门的厕所。唯一的例外是罗马有公共厕所。涂鸦艺术家们在罗马厕所的墙上留下画作或者语句是非常知名的。公共官员则通过在墙上绘上上帝的壁画来阻止他们乱涂，因为没有人胆敢丑化上帝。

罗伯特·雷斯纳（Robert Reisner）在其《涂鸦：2000年的墙壁绘画》（*Graffiti: Two Thousand Years of Wall Writting*）一书中，设法收集到了不多的一些早在17世纪之前的古老厕所墙上的涂鸦样本，下文就以此作为一个例子来揭示在这一点上我们与我们的祖先并没有太大的区别。

英格兰

厕所现在是智慧的容器，

每个来这里方便的傻瓜，

假装着写下其他傻瓜已经写过的东西。

爱普生－威尔士（Epsom-Wells）的厕所

你的身体舒畅了，你的情绪愉悦了，

你只留下粪便和身后的短诗，

但对我而言，我在心里实在分不清哪个更差，

是读你的短诗呢，还是闻你的粪便？

布拉德米尔（Bradmere）地区一家大酒馆的厕所

中欧

这块板子上铺过我的被单，

无论是谁坐这儿都会受到我的祝福。

男士洗手间，1910 年

庞培，公元 79 年

亚波里纳留，提图斯皇帝的医生在此方便过。

公共厕所

纽约市

这儿是我们所有人都必须来的地方，

来这做我们必须做的工作，而且要迅捷而干净地完成，
但请不要弄到便座上。

无政府主义者请学会冲厕所。

——一所大学的厕所

日本

请勿当众小便！

1964 年奥运会标语

扭曲心理学

在弗洛伊德心理学看来，许多性格特征都与孩童时代的口交或肛交等经历有关。弗洛伊德理论中最新的关于心理扭曲的观点能够解释在体育比赛中的焦虑程度。

伊兹比·凯波丝（Itzibi K'Aibozh）是前苏联某个小镇的心理医生，也是三个孩子的母亲，依据她的观点，婴儿通过从婴儿床里往外扔东西来表现他们要排便的焦虑。她认为西方那种严格的教导上厕所的方法增强了孩子们的这种焦虑。他们在方便时总害怕和担心自己的屁股也被水一起永远地冲跑了。

伊兹比·凯波丝基于其家乡农民的实践，提供了另一个选择来替代高压的如厕训练。父母允许他们的孩子在托儿所的泥土地面上拉个痛快。泥地的这种"自然特性"被认为能够减少孩子们关于屁

股被冲进排水沟的焦虑。相反，在他拉下的东西被管理者清理干净时，小孩子在一边也都看在眼里。

运动焦虑也被纳入这种分析视角，即认为西方严格的如厕训练也会影响到一个运动员的焦虑水平。伊兹比·凯波丝认为，一对一的运动项目，例如网球，使得运动员回想起了在如厕训练中所体验过的那种焦虑，因为他们看着球不见了。然而，在团体项目中，例如橄榄球，运动员们并不是单独控制球。每个运动员体验到较少的焦虑，因为他们能够愉快地分享这一个球。伊兹比·凯波丝将这里的球和粪便视为一体。在她看来，受过如厕训练的运动员在参加团体比赛时焦虑较少，而受过传统的西方如厕技巧训练的运动员参加个人比赛时可能会有受伤的经历。

性别之争

在 1993 年 3 月版的《职业妇女》（*Working Woman*）杂志上，格尔·科林斯（Gail Collins）做出了一项令人目瞪口呆且富有洞察力的观察——妇女有可能爬上公司的领导职位，但真正的成功则是通过使用厕所的权力大小来衡量的。

这一理论的一个显著例证就是在国会大厦的大厅。很多年，女参议员都不得不与观光客一起使用位于参议院不远处的厕所。直到 1992 年才最终建了一个给女参议员使用的厕所。

在康涅狄格州议会大厦里，议员们几乎要打起来，不是因为预算，而是因为厕所。女厕所数量少又隔得老远，因而一些女士主张把男厕所改为男女共用的。男士们则通过在门上挂上大大的"仅限男士"的标语来予以反击。当时美国国会通过了一项关于平等使用的重要法案，于是在康涅狄格州议会大厦的厕所门上出现了一条新标语：仅限男士和残疾女士。

罗曼史

在所谓的"高地俱乐部"，罗曼史的诱惑、旅行和厕所交汇到了一起。这个著名的俱乐部，其成员有那些曾在飞机上的厕所里做过爱的人。干了一件离经叛道的事儿的刺激感是选择在飞机上的厕所做爱的唯一原因。那种很小，通常又很脏的厕所可算不得一个浪漫的场所。一个休斯敦的飞行员提供了一种更好的加入俱乐部的办法。他开着一架小飞机带上许多夫妇来制造浪漫的邂逅。

乡下厕所故事及其他

一个农场主抱怨他的农场工人在厕所里花了太多的时间。无数次的责骂都不能阻止他们"享受"那段私人时间。他们在满足早晨的生理需要的同时读着报纸，这几乎要占去一个钟头。为了减少他们在厕所阅读的时间，农场主拿了个锯子把厕所里木制便椅的边缘弄得非常的粗糙。

§

曾有人听到一位上了年纪的乡下妇女这样说："当我还是一个少女的时候，我尿尿能够顺利地穿过一枚小小的结婚戒指；现在我却连大母牛的身子都尿不准。"

§

坐在一个小酒馆里，喝过了几轮之后，一个男人和一个女人较起了劲儿。那个女的吹牛说她能够尿得比男的远。"那绝对不可能！我赌 5 英镑我能尿得比你远。"那个男的回答说。"那好，"那个女的答应着，"不过我想加一个条件。""当然可以。"男的答应了，他知道自己能在任何情况下击败她，就问："是什么呢？""不准用手。"那个女的回答道。

§

一份长老会时事通讯登载了下面这则故事。一位妇女对野营地的厕所设施很好奇，就给野营地负责人写了一封信。她还有点不好意思地用大写字母 B. C. 来指代厕所便桶。

野营地负责人的回信如下：

尊敬的夫人：

我很荣幸地告诉您在野营地以北的 9 英里处就有一

个 B. C.，它可以同时容纳 250 人。我承认，假如您有经常去那儿的习惯，这是有一点远，但是当您知道有大量的人在那儿吃午饭并且一整天都泡在那里时，毫无疑问您一定会很开心的。上次我太太和我一起去那是在 6 个月前，那儿实在是太挤了，以至于我们不得不在那儿一直都站着。

野营地负责人把 B. C. 的意思领会成浸礼会教堂（Baptist Church）了。

乔治·古德汉姆（George H. Gooderham）是一位退休了的黑脚族（Blackfoot）印第安人保留地的官员，他讲了一个关于一位待在厕所里的老年男人是如何死去的故事。"一家石油公司在一块农场空地上钻了个很深的干洞，正准备把它填起来的时候农场主过来说，'不用填起来了，我会把厕所移到这个洞上边的。'一天早上这个老人进了这个新挖的厕所里，坐到便座上开始方便起来。他很久都没有出来，他的家人非常着急。跑进去一看，那个老人已经死了。是什么原因导致了他的死亡呢？他的孙子记起老人说过，上厕所时他总是屏住呼吸，直到他听见粪便落地的声音才喘气！"石油公司钻挖的这个洞实在是太深了，这位老人在等着落地声音时已经窒息而死了。

§

一位加油站的工作人员一定是无聊透顶了，想找一些乐子，于是他在女厕所的便座上安上了一个扬声器。每当一有女士坐下，一个声音就嚷起来了，"喂，小姐，你挪到另一个便池去好吗？我正设法搞定这下边的油漆工作呢。"

§

拜伦勋爵（Lord Byron，1788—1824 年）以他的浪漫诗歌闻名于世。但是，在伦敦邦德街上的旅馆里，他却因糟糕的卫生习惯而声名狼藉。在旅馆，拜伦不愿意走出那所房子去使用建在后院的厕所。晚上很冷，又下着雨。于是乎，这位著名诗人竟然就在他门外的大厅里方便了起来。当他的这一行径被人发现后，拜伦被赶出了旅馆。

§

漫步在布鲁塞尔的中世纪大广场不远的大街上，人们会看到一个"男童撒尿"的小喷泉。这尊著名的尿童于连塑像在比利时有着很长的历史，它建造于 1619 年，有关它的起源的故事已经成为一种传奇，流传着各种不同的版本。其中一个故事是说在兰斯贝卡战役中，洛林家族的哥特弗莱德公爵的儿子被放进一个挂在树上的摇篮里，以鼓舞士兵继续作战。在这场战役里，这个小男孩爬下树来撒尿，显现出了巨大的勇气。而流传得最广的版本则是说，一个小男孩急中生智撒了一泡尿，浇灭了小镇礼堂里的火苗（还有一说是炸弹的导火索），从而挽救了整个城市。

　　尽管尿童于连的故事都是虚构的，这尊塑像本身却实实在在地逃过了好多次悲惨的经历。布鲁塞尔在1695年的一次战役中遭到了轰炸，但是这个"小男孩"幸存了下来。1745年它被英国人夺去，后归还给了比利时，但两年之后又被法国人给偷走了。路易十五对他的士兵掠走了于连塑像非常生气，他把犯罪的人统统抓了起来。他归还了塑像，还给塑像送了一套黄金锦缎。在节假日或者迎接重要人物的访问时，于连塑像就会穿上这身衣服。大广场上的

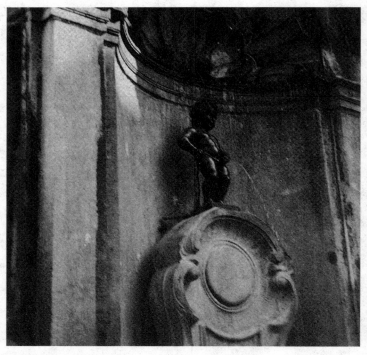

尿童于连塑像（朱莉·霍兰）

市立博物馆里收藏着过去于连穿过的 345 套衣服和佩戴的奖牌。它们包括一全套埃尔维斯·拉斯维加斯（Elvis Las Vegas）衣服，几件军队制服和世界各国的民族服装。

为了反映 20 世纪的女权运动，在大广场不远的一条小巷里还立了一座小女孩珍妮撒尿的喷泉。撒尿小女孩珍妮仿造一个蹲下撒尿的小姑娘，不像那个"小尿童"，这个"小女孩"在特殊的场合里也不穿衣服。

§

依照某作家的说法，斯大林的儿子绝对算得上是对他老爸的一大羞辱。他在二战期间死于德军的一个集中营里。斯大林二世在集中营里和一群英国军官关在了一起。这些军官向德军抱怨说斯大林二世用厕所时总是把里边搞得乌烟瘴气的。斯大林二世对这些抱怨非常生气，要求惩罚这些英国军官，以恢复他的声誉。德军对他和英国军官谁也没搭理，争论厕所的条件可不是第三帝国所关心的事。斯大林二世认为这是对他的极大侮辱，于是就一头扑向了环绕在集中营周围的电网，触电而死。这位作家评论说这个年轻人是死了，不是为荣誉而死，却是因粪便而亡。

§

探险家理查德·伯顿过着令人艳羡的生活。作为 19 世纪的冒险家，他发现了西方所不熟悉的文明。伯顿对这些不同于他自身的

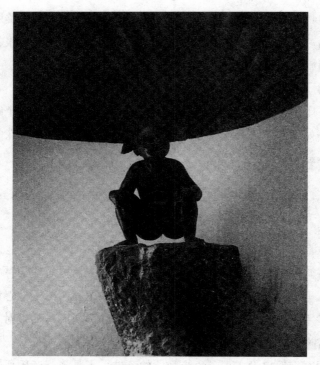

撒尿小女孩珍妮（朱莉·霍兰）

文明表现出了极大的尊敬和好奇，他迅速地学会了这些文明的语言和文化特征。

　　他对游览伊斯兰的圣城充满了好奇，于是加入了去往麦加朝圣的一群穆斯林中。只有穆斯林才准进入圣城，为了看到它，伯顿穿上一套穆斯林的衣服伪装成穆斯林。在穿上传统长袍后，他的黑头发和黑眼睛让他看起来颇像一个中东人。他的阿拉伯装扮是无可挑剔的，他的举止也很得体。

传说他在去麦加朝觐的过程中还是犯下了一个小错误，差点要了他的性命。他在旅途中去方便时，他是站着小便的。而真正的穆斯林是蹲下小便。就在那时，伯顿的一个同伴发现了他不是穆斯林。为了保住这个秘密以保全自己性命，伯顿只好杀了那个同伴。他也就成了第一个看到麦加的西方人。

§

中东地区的沙漠游牧民族很久以来在日常生活上都是仰仗老天爷的恩赐，例如，他们依靠屎壳郎来清理粪便。跟埃及的做法类似，屎壳郎能找到粪便，将它滚到沙子里边埋起来。西方援助机构希望通过建造厕所来改善游牧民族的生活，然而，不幸的是，现代的方法并不总比传统的方法管用。修葺一新的厕所给他们带来的远不止是卫生问题，西方人建造的这些宝贝玩意儿成了苍蝇的避难所，导致了疾病的传播。

§

一位来自"猫王"埃尔维斯（Elvis）的家乡格瑞斯兰（Graceland）的导游讲述了这位伟大的歌唱家逝世时的情况。埃尔维斯非常重视他二楼的私人卫生间的独立性。他经常对他的朋友们交代说，当他在那间房间里时不要打扰他。这样，有一次，"猫王"在里边待了好几个小时还没出来，他的助手们开始担心起来。最后，就派人去看看情况。结果发现他躺在紧挨着马桶的豪华红地毯上，已经断气了。据报道，埃尔维斯在上厕所时，心脏病突然发作了。有趣的是，许多猫王的忠实歌迷很想知道，"他那会儿是不是正在读圣经呢？"

参考书目

Addyman, P. V. "The Archaeology of Public Health at York, England." *World Archaeology* 21, no. 2: 244.

Ariès, P., and G. Duby. *A History of Private Life: Revelations of the Medieval World*. Cambridge, Mass.: Harvard University Press, 1988.

Ashburn, P. M. *The Elements of Military Hygiene*. 1915.

Baglin, D. *Dinkum Dunnies*. Dee Why West, N.S.W.: Eclipse, 1971.

Beecher, C. *A Treatise on Domestic Economy for the Use of Young Ladies at Home and at School*. New York: Harper, 1852.

Bornoff, N. *Pink Samurai: Love, Marriage and Sex in Contempary Japan*. New York: Pocket Books, 1991.

Bourke, J. G. *On the Border With Crook*. New York: Scribner's, 1891.

Boyce, C. *Dictionary of Furniture*. New York: Roundtable, 1985.

Briggs, A. *Victorian Cities*. London: Odhams, 1963.

Camesasca, E. *History of House*. New York: Putman, 1971.

Carcopino, J. *Daily Life in Ancient Rome*. New Haven, Conn.: Yale

University Press, 1940.

Catton, B. *Picture History of the Civil War*. New York: American Heritage, 1960.

Chapman, R. "A Stone Toilet Seat Found in Jerusalem in 1925." *Palestine Exploration Quarterly* 124 (January/June 1992): 4–8.

Chevalier, J., and A. Gheerbrent. *A Dictionary of Symbols*. Cambridge, Mass.: Blackwell, 1993.

Collins, G. "Potty Politics: The Gender Gap." *Working Woman* 18 (March 1993) no.3: 93.

Committee on Science, Space, and Technology. *Contract Management Issues: Cost Overruns on NASA' s Shuttle Toilet*. Government Printing Office: 1993.

Da Vinci, L. *The Notebooks of Leonardo Da Vinci*, arranged and translated by Edward MacCurdy, vol. 2. New York: Reynal and Hitchcock, 1938.

Davis, W. S. *A Day in Old Rome: A Picture of Roman Life*. New York: Biblo and Tannen, 1963.

Dawood, N. J., trans. *The Koran*. New York: Viking, 1990.

Dixon, D. M. "A Note on Some Scavengers of Ancient Egypt." *World Archaeology* 21 (1989) no. 2.

Donno, E. S. *Sir John Harington's A New Discourse of a Stale Subject, Called the Metamorphosis of Ajax*. New York: Columbia University Press, 1962.

Dubois, Abbe J. A. *Hindu Manners, Customs and Ceremonies*. Translated by Henry K. Beauchamp, C.I.E. from 3rd ed., 1906, Delhi: Oxford University

Press, 1978.

Duby, G. *A History of Private Life: Revelations of the Medieval World*. Cambridge, Mass.: Harvard University Press, 1988.

Dulton, R. *Chateaux of France*. London: 1957.

Edwards, N. *The Archaeology of Early Medieval Ireland*. London: Batsford, 1990.

Elliott, C. *Princess of Versailles: The Life of Marie Adelaide of Savoy*. New York: Ticknor and Fields, 1992.

Erikson, E. H. *Young Man Luther: A Study in Psychoanalysis and History*. New York: Norton, 1958.

Fannin, J. W. *Johnnies, Biffies, Outhouses, Etc*. Burnet, Tex.: Eakin, 1980.

Florin, L. *Backyard Classic: An Adventure in Nostalgia*. Seattle: Superior Publising Co., 1975.

Ford, J. H. *Elements of Field Hygiene and Sanitation*. Philadelphia: P. Blakiston's Son and Co., 1917.

Forman, B. M. "Furniture for Dressing in Early America, 1650–1730," *Winterthur Portfolio* 22: 149–64, Summer/Autumn, 1987.

Gamerman, A. "An Urban Archaeologist's Manhattan Privy Mystery." *Wall Street Journal*, 24 August 1993, sec. A, p. 12.

Gaunt, J. "A Year to Savour—At Least for Weirdness," *Reuter Library Report*, 27 December 1991.

Geismar, J. H. "Where Is Night Soil? Thoughts on an Urban Privy." *Historical Archaeology* 27, (1993), no. 2:57–70.

Givens, R. with K. Springen. "Splish, Splash, It's More Than a Bath,"

Newsweek, 5 May 1986; 80–81.

Gooderham, G. H. "The Passing of the Outhouse," *Alberta History* (Winter 1992): 9–11.

Guerrand, R. *Les Lieux: Histoire des commodites*. Paris: Editions La Decouverte, 1985.

Hamlin, T. *Architecture Through the Ages*. New York: G. P. Putman's Sons, 1940.

Hardy, Q. "We Can Laugh, But Once Again Japan Has Forged Ahead of Us." *Wall Street Journal*, 10 November 1992, sec. B, p. 1.

Harington, J. *The Metamorphosis of Ajax*, reprinted from original editions, edited by Peter Warlock and Jack Lindsay. London: Franfrolico, 1927.

Harris, M. *Privies Galore*. Wolfeboro Falls, N.H.: Sutton, 1990.

Hawke, D. F. *Everyday Life in Early America*. New York: Harper and Row, 1988.

Heurgon, J. *Daily Life of the Etruscans*. New York: Macmillan, 1964.

Horwitz, T. "Endangered Feces: Paleo-Scatologist Plumbs Old Privies." *Wall Street Journal*, 9 September 1991, sec. A, p. 1.

Humes, J. C. *The Wit and Wisdom of Benjamin Franklin*. New York: HarperCollins, 1995.

Jansen, M. "Water Supply and Sewage Disposal at Mohenjo-Daro," *World Archaeology* 21 (1989), no. 2.

Joyce, P. W. *A Social History of Ancient Ireland*, vol. 1. Dublin: M.H. Gill, 1920.

Keefer, E R. *Military Hygiene and Sanitation*. London: Saunders, 1918.

Kelly, C. B. *Best Little Stories From World War II*. Charlottesville,

Va.:Montpelier, 1989.

Kilroy, R. *The Compleat Loo: A Lavatorial Miscellany.* London: Victor Gollancy, 1984.

Kira, A. *The Bathroom: Criteria for Design.* Ithaca, N.Y.: Cornell University Press, 1966.

Kluger, J. "Patently Ridiculous," *Discover* (December 1992): 50–53.

Kolanad, G. *Culture Shock! India.* Portland, Ore.: Graphic Arts Center Publishing Co. Times Ed., 1994.

Lambton, L. *Temples of Convenience.* New York: St. Martin's, 1979.

Lawrence, A. W. *Greek Architecture.* Harmondsworth, U.K.: Penguin, 1957.

Longford, E., ed. *The Oxford Book of Royal Anecdotes.* Oxford University Press, 1989.

Lutske, H. *The Book of Jewish Customs.* New York: Jason Aronson, 1986.

MacCurdy, E., ed. *The Notebooks of Leonardo Da Vinci.* New York: Reynal and Hitchcock, 1938.

Maddock, T. *Pottery: A History of the Pottery Industry and Its Evolution As Applied to Sanitation With Unique Specimens and Facsimile Marks from Ancient to Modern Foreign and American Wares.* Philadelphia: Thomas Maddock's Sons, 1910.

McNeil, I. *Joseph Bramah: A Century of Invention 1749–1851.* New York: Augustus M.Kelley, 1968.

McNeill, W. H. *Plagues and Peoples.* New York: Doubleday, 1977.

McPhee, P. A *Social History of France, 1780–1880.* London:

Routledge, 1992.

Miller, P. C., and R. Willock. *Continental Cans, Etc.: A Tourists Guide to European Plumbing*. New York: Kanrom, 1960.

Mittman, K., and Z. Ihsan. *Culture Shock! Pakistan*. Portland, Ore.: Graphic Arts Center Publishing Co. Times Ed., 1991.

Morris, J. *A Winter in Nepal*. London: Rupert Hart-Davis, 1963.

Morse, E. S. "Latrines of the East," *The American Architect*. Reprinted 18 March 1893.

Muir, F. *Tile Frank Muir Book: An Irreverent Companion to Social History*. London: Heinemann, 1976.

Muller, K., ed. *Brussels.Insight City Guides*. Singapore: APA Publications, 1992.

Munan, H. *Culture Shock! Borneo*. Portland, Ore.: Graphic Arts Center Publishing Co. Times Ed., 1988.

Nylander, J. C. *Our Own Snug Fireside: Images of the New England Home 1760–1860*. New York: Alfred A. Knopf, 1993.

Opie, I., and M. Tatem, eds. *A Dictionary of Superstitions*. New York: Oxtord University Press, 1989.

Ordronaux, J., M. D. *Hints on Health for the Use of Volunteers*. New York: Appleton, 1861.

Partridge, E. *A Dictionary of Slang and Unconventional English*, 7th ed. New York: Macmillan, 1970.

Planning, O. M. *Toilet Laughs*. Tokyo: Toto Publishing, 1992.

Quindlen, A. "A (Rest) Room of One's Own," *New York Times*, 11

November 1992, sec. A, p. 2.

Reid, D. *Paris Sewers and Sewermen*. Cambridge, Mass.: Harvard University Press, 1991.

Reisner, R. *Graffiti*. New York: Cowles, 1971.

Reyburn, W. *Flushed With Pride:The Story of Thomas Crapper*. London: MacDonald, 1969.

Reynolds, R. *Cleanliness and Godliness or The Further Metamorphosis*. Garden City, N.Y.: Doubleday, 1946.

Rice, E. *Captain Sir Richard Francis Burton: The Secret Agent Who Made the Pilgramage to Mecca, Discovered the Kama Sutra, and Brought the Arabian Nights to the West*. New York: Scribner's, 1990.

Richburg, K. "Flushed With Pride in Hong Kong." *Washington Post*, 29 May 1995.

Rivet, A. L. F, ed. *The Roman Villa in Britain*. New York: Praeger, 1969.

Roach, M. "What I Learned From Dr. Clean...," in *Reader's Digest* (February 1995): 61–64.

Shepherd, C. "News of the Weird," *The State Journal-Register* (Springfield, Ill.)24 March 1995, sec. A, p.11.

—— "News of the Weird," *Fresno Bee*. 31 December 1994, sec. A, p. 2.

—— "News of the Weird," *Fresno Bee*. 30 July 1994, sec. A, p. 2.

—— "News of the Weird," *Star Tribune*. 28 October 1993, sec. E, p. 11.

—— "News of the Weird." *Star Tribune*. 1 April 1993, sec. E, p. 13.

—— "News of the Weird," *Star Tribune*. 18 February 1993, sec. E, p. 7.

Sinclair, K., with I. Wong Po-Yee. *Culture Shock! China*. Portland,

Ore.: Graphic Arts Center Publishers, 1990.

Spears, R. A. *Slang and Euphemism*. New York: Jonathan David, 1981.

Stevenson, J. *The Life and Death of King James the First of Scotland*. Glasgow: Maitland Club, 1837.

Tenenbaum, D. "Sludge." *Garbage* (October/November 1992).

Tindall, B., and M. Watson. *Did Mohawks Wear Mohawks? And Other Wonders, Plunders, and Blunders*. New York: Morrow, 1991.

Turner, E. S. *The Shocking History of Advertising*. England: Penguin, 1968.

United States Army Infantry School. *Introduction to Field Sanitation*. Fort Benning, Ga.: U.S. Government, 1984.

Vespucci, Amerigo. *Letter to Piero Soderini, Gonfaloniere*. Translated by George Tyler Northup. Princeton, N.J.: Princeton University Press, 1916.

Wallechinsky, D., and I. Wallace. *The People's Almanac*. Garden City, N.Y.: Doubleday, 1975.

Wallechinsky, D., and I. Wallace. *The People's Almanac #2*. New York: Morrow, 1978.

Ward, A. "Seattle: Bawdy Past, Perfect Present," *Forbes American Heritage* (April 1994): 70–88.

Weber, W. J. *The Unflushables: Outhouses, History and Humor*. Indianapolis, Ind.: Weber, 1989.

Wheeler, B. E. *Outhouse Humor: A Collection of Jokes, Stories,*

Songs, and Poems About Outhouses and Thundermugs, Corncobs and Honey-dippers, Wasps and Spiders, and Sears and Roebuck Catalogues. Little Rock, Ark.: August House, 1988.

Wilton, T. "Potty Theories." *New Statesman and Society 7* (1 April 1994), no. 296, p. 26.

Wolfe, T. *The Right Stuff.* New York: Farrar, Straus Giroux, 1979.

Wood, T. *What They Don't Teach You About History.* New York: Derrydale, 1990.

Wright, L. *Clean and Decent: The Fascinating History of the Bathroom and the Water Closet and of Sundry Habits, Fashions and Accessories of the Toilet Principally in Great Britain, France, and America.* London: Routledge and Kegan Paul, 1960.

Yin, S. M. *Culture Shock! Burma.* Portland, Ore.: Graphic Arts Center Publishing Co. Times Ed, 1994.

Zhu, J., ed. *China: Toilet Needs to Be Revolutionized*, 1988.

—— "The Toilet: A Celebration." *Harper's* (July 1993).

—— "Is Elvis Dead? If So, What Killed Him? Verdict Is Due Today." *Wall Street Journal.* 29 September 1994, sec. A, p. 1.

—— *The Encyclopedia of Classical Mythology.* New York: Prentice-Hall, 1965.

致谢

　　我要感谢自己的家人和亲朋好友，他们忍受了餐桌上不计其数的有关马桶历史的对话。他们的忠诚和食欲都远远超出了职责所需。我尤其要向那些协助我完成翻译工作的人们表示感谢：贝斯提·布雷登（Besty Braden，法语）、劳拉（Laura L.，中文）、房江（Fusae）和小川哲也（Tetsushie Okawa，日语）。此外，没有以下这些亲密友人的大力支持和编辑技能，我也不可能完成这本书的写作：梅丽莎·胡德森（Melissa Hudson）、桑迪·穆拉卡（Sandy Muraca）、哈尔·霍兰（Hal Horan）、法蒂玛·罗德里格斯（Fatima Rodrigues）、罗伯特·格罗斯曼（Robert Grossman）、罗伯特和英格丽德·鲍丁（Robert and Ingrid Bolding）、佩里斯一家（the Perrys）、艾琳·邓恩（Eileen Dunn）、贾斯汀·亨特（Justine Hunter）和蒂姆·韦尔斯（Tim Wells）。当然了，还要感谢妈妈！

文景

Horizon

社 科 新 知　文 艺 新 潮

厕神：厕所的文明史

[美] 朱莉·霍兰 著

许世鹏 译

出 品 人：姚映然

责任编辑：熊霁明

美术编辑：高 熹

出　　品：北京世纪文景文化传播有限责任公司

　　　　　（北京朝阳区东土城路8号林达大厦A座4A 100013）

出版发行：上海人民出版社

印　　刷：山东临沂新华印刷物流集团

制　　版：北京大观世纪文化传媒有限公司

开 本：890mm×1240mm　1/32

印 张：7.25　 字 数：156,000　 插 页：2

2018年4月第1版　 2018年5月第2次印刷

定 价：39.00元

ISBN：978-7-208-15063-8/G·1890

图书在版编目（CIP）数据

　厕神：厕所的文明史 /（美）朱莉·霍兰
（Julie Horan）著；许世鹏译. —上海：上海人民出
版社，2018
　书名原文 THE PORCELAIN GOD: A SOCIAL HISTORY
OF THE TOILET
　ISBN 978-7-208-15063-8

　Ⅰ.① 厕… Ⅱ.① 朱…② 许… Ⅲ.① 卫生间-文化
史-欧洲 Ⅳ.① R124.2

　中国版本图书馆CIP数据核字（2018）第050301号

本书如有印装错误，请致电本社更换 010-52187586